Dieses Buch ist Menschen gewidmet,
welchen der Zusammenhang bewusst ist,
dass der innere und äußere Frieden
zur Entfaltung der Liebe führt.
Im Weiteren zum Weltfrieden,
welcher abhängt von der Anstrengung
der inneren und äußeren Arbeit
an sich selbst.

Norbert Oskar Maria Feilhaber

SEELEN-
BLÜTEN

Sanfte Medizin
für eine neue Zeit

tao.de

1. Auflage 2016

Impressum: Autor, Herausgeber, Layout, Satz und verantwortlich
für den Inhalt Norbert Oskar Maria Feilhaber,
Trabenreith 22, A-3754, Irnfritz/Messern bei Horn, Waldviertel.
Web: www.feilhaber.at, E-Mail: feilhaber@utanet.at.

Fotos im Innenteil: © Norbert Oskar Maria Feilhaber, www.feilhaber.at
Umschlagfoto des Autors: © Schewig Fotodesign, www.schewig-fotodesign.at
Coverbild Urheber: © Subbotina Anna - fotolia.com
Umschlaggestaltung: Su Rihs, www.surihs.at

Verlag: tao.de in J. Kamphausen Mediengruppe GmbH, Bielefeld,
www.tao.de, eMail: info@tao.de
Printed in Germany

Bibliografische Information der Deutschen Nationalbibliothek: Die Deutsche Nationalbibliothek verzeichnet diese Publikation in der Deutschen Nationalbibliografie; detaillierte bibliografische Daten sind im Internet über http://dnb.d-nb.de abrufbar.

ISBN Hardcover: 978-3-96051-344-5
ISBN Paperback: 978-3-96051-343-8
ISBN e-Book: 978-3-96051-345-2

Inhalte

Kapitel II

Weisheiten aus dem Neuen Testament

Kapitel III

Gesundheit für Seele, Geist und Körper

Kapitel IV

Energiezentren - Energiekörper

Kapitel V
Meditationen

Kapitel VI
Geheimnisse

Danksagung

Ein ganz herzliches Dankeschön möchte ich meiner liebevollen, engagierten Frau Elisabeth Susanna widmen. Ohne deren Unterstützung wäre vieles nicht möglich und umsetzbar in meinem, unserem Leben. Hinter jedem erfolgreichen Mann steht eine besondere Frau. Wir gehen seit drei Jahrzehnten gemeinsam einen spirituell ausgerichteten Weg.

Unser Geheimrezept für eine lange, befruchtende Beziehung: Der Garten der Liebe möchte von beiden Partnern gegossen, gehegt und gepflegt werden.

Ganz besonders bedanke ich mich bei Referent Alex Orbito und dessen Engagement für die Menschheit, ohne dessen Impulse ein Spirituelles Öffnen bei mir nur schwer vorstellbar gewesen wäre. Alex gehört für mich zu den ganz Großen von den wenigen „Sanften". Gott hat viele Weisen, um sich zu offenbaren. „An ihren Früchten werdet ihr sie erkennen", steht in der Bibel geschrieben. Ich kann nur sagen, diese Frucht ist eine sehr gute.

Besonders befruchtend und inspirierend sind für mich die Lehren von Dr. Pang Ming – ein lebender Beweis in großem Rahmen, was mit Chi - LebensKraft - möglich ist. Mit Zhineng Qi Gong/Medizinisches Qi Gong hat Dr. Pang Ming der Menschheit ein großes Geschenk gemacht.

Diese einfach umsetzbare Lehre finde ich in den Schriften der Essener wieder. Sollte ich einen Nobelpreis vergeben, ginge dieser an Dr. Pang Ming aus China.

Vorwort

Lieber Leser! Ich verzichte in diesem Buch auf Formalitäten und spreche dich mit „du“ an, um die Energie von Beginn an in Fluss zu halten. Bis jetzt haben wir uns noch nicht kennengelernt, aber ich kann schon sagen, dass wir uns gemeinsam auf eine wunderbare Reise begeben werden, auf einen lichten, klaren Weg. Ich denke, dass dich auf deiner Reise, auf deinem Weg Neues erwarten wird, das dich weiterbringt. Ich bemühe mich sehr, ein aussagekräftiges Hinweisschild zu sein, damit sich bei dir über das Verständnis von Zusammenhängen und daraus resultierenden Erkenntnissen neue Perspektiven und Weisheiten entfalten können. Ich wünsche mir, dass durch dieses Buch viele Menschen einen noch besseren Zugang zur geistigen Welt, zu sich selbst und vor allem zur Natur erhalten.

Regelmäßige Übungen, Meditationen werden dir weitere Erkenntnisse offenbaren. Ich versuche, die Worte so einfach wie möglich zu halten. Philosophische Ausschweifungen lasse ich weg, damit von Beginn an das Wesentliche ersichtlich wird. Suchst du hochstehende sprachliche Literatur, wirst du diese in meinem Buch nicht finden. Mir ist wichtig, dass mich jeder versteht! Es soll unabhängig davon sein, ob du dich schon jahrelang mit der Thematik befasst hast oder diese neu für dich ist. Gerne mache ich auf Wichtiges im Buch mehrmals aufmerksam.

Ich möchte mich ganz kurz vorstellen, damit du weißt, wer der Norbert Oskar Maria Feilhaber ist. Ich bin am 7.4.1963 in Linz, in Österreich geboren. In frühen Jahren habe ich das etwas Anders-Sein im Vergleich zu meiner Umgebung wahrgenommen. In dieser Phase habe ich es verdrängt. Dennoch habe ich immer wieder Erfahrungen machen dürfen, welche ich in die Ecke gestellt habe: Unwissenschaftlich, kann nicht sein, Einbildung, Wunschdenken. Es gab da so einige Schubladen, in welche ich aus heutiger Sicht spirituelle Erfahrungen ablegen konnte.

Mit 13 Jahren habe ich für mich die Entscheidung getroffen, dass ich regelmäßig – täglich laufen gehen möchte. Es anders machen möchte als mein Umfeld. Den Elementen in der Natur läuferisch und meditativ nahe zu sein. Ich möchte spüren, wie Energie fließt, meine Gesundheit fördern, meine Grenzen kennen lernen und diese hinaus zu schieben. Das war mir damals wichtig.

Es entwickelte sich von ganz alleine: Marathon und viele Ultramarathons (100-Kilometerläufe, 24- und 48-Stunden-Läufe). Diese Zeit war für mich eine außerordentliche mentale und energetische Schulung. Erfahrungen stellten sich von alleine ein. Mein Wille, meine Konzentration und Ausdauer, mein Bewusstsein, sowie Zugänge zu den Elementen und zur Natur wurden gestärkt und entfalteten sich zunehmend.

Seit meinem 21. Lebensjahr ließ mich die Thematik Heilung nicht mehr los, welche zu Beginn grobstofflich orientiert war. Massage, Tiefenmassage, Shiatsu, Reflexzonen . . .

2007 waren schulmedizinisch betrachtet meine beiden Achillessehen am linken und rechten Fuß abgenützt. Schmerzen, Bewegungseinschränkung und starke Schwellungen zeichneten dieses Bild. Ich arbeitete täglich mit dem, was ich bis dato gelernt hatte und ließ arbeiten – ohne Erfolg! Die Schulmedizin war sehr bemüht – ohne Erfolg! Es wurde wöchentlich schlechter. Meine spirituelle Schwester Andrea meinte, ich solle zu einem Energetiker - Geistheiler gehen. Dieser Vorschlag kam mir komisch vor, da unwissenschaftlich orientiert. Unter „Geist“ stellte ich mir ein Schlossgespenst vor. Gemeint ist aber: Meinen Geist, meine Seele mit dem Schöpfergeist, der Quelle des Lebens zu verbinden.

Ich wusste nicht mehr, was ich noch machen konnte, also ging ich hin. Ich kannte weder die Methode noch jemanden, der durch diese geheilt wurde.

Es heißt ja, wir können uns nur selber heilen, aber offensichtlich benötigen wir einen Anstoß dazu.

Der „Heiler“ arbeitete sehr schnell. Er meinte, 3 Sitzungen (Seele-Geist-Körper) in etwa 4 Minuten pro Sitzung, à 80 Euro sind nötig. „Uff, so viel Geld in 12 Minuten ausgeben?“ Ich willigte ein. Bei der ersten Session nahm ich außerordentlich viel helles, leuchtendes, weißes Licht wahr. Ich fühlte die Energie, wie wenn Strom durch mich durchfließen würde. Ich wusste sofort, da passiert etwas Außergewöhnliches. Ich öffnete mich so, wie ich es bei Shiatsu gelernt hatte. Nach einer weiteren Stunde war die zweite, dann die dritte Sitzung. Ich fuhr mit dem Zug müde nach Hause ins Waldviertel. Mein Kopf brauchte bereits Aufmerksamkeit zu diesem Zeitpunkt. Ich erwartete mir nichts.

In der Früh stand ich wie jeden Morgen auf. Beim Aufstehen war es normalerweise am schlechtesten: Bewegungseinschränkung, gepaart mit Schmerzen. Wider Erwarten war der ganze negative „Zauber“ weg. Völlige Bewegungsfreiheit, erstmals seit Monaten keine Schmerzen mehr. Die Schwellungen schmolzen dahin wie Schnee in der Sonne. Ein Wunder für mich.

Gott, Engel... hatten bis zu diesem Zeitpunkt keine Bedeutung für mich, da ich diese fälschlicherweise mit der Kirche in Verbindung brachte, und mit deren Vergehen in den letzten 2000 Jahren. Mittlerweile unterscheide ich ganz klar: Was ist Kirchenpolitik und was sind Wahrheitssucher? Was sind Menschen in Organisationen, welche helfen und etwas weiterbringen – bewegen möchten – ohne verborgenen Beweggrund. Ein heiliges Gewand macht noch keinen Heiligen aus, so meine Erfahrung.

Ab diesem Zeitpunkt, ohne dass es mir jemand gesagt hätte: Natürlich Gott, was sonst, und die Götterboten Engel, geistige Wesen. Ich arbeitete ab diesem Zeitpunkt immer weniger grobstofflich am Körper, sondern feinstofflich – spirituell. Mein Bewusstsein machte im wahrsten Sinn des Wortes einen Quantensprung.

Ich machte ab 2007 viele außerordentliche Erfahrungen, welche wissenschaftlich schwer bis gar nicht erklärbar sind. Die Menschen kehren in ihre Kraft zurück. Heute sind solche Begebenheiten natürlich und normal für mich. Ich verstehe aber, dass der Bibliothekar im Kopf zu Beginn mit dieser neuen Realität noch nicht umgehen kann, wenn er damit konfrontiert wird.

Wichtig ist es, diese Erfahrungen selber live mitzuerleben – am eigenen Köper – oder hautnah dabei zu sein. Immer wieder, bis es normal wird. Ich habe meine Berufung zum Beruf gemacht, was mich sehr glücklich macht.

Ich wünsche mir, dass noch viel mehr Menschen zu ihrer Berufung stehen, den Schritt tun, ihre Berufung zu leben. Sich selber unterstützen in Form von Ausbildungen, in welchen der „Punkt“ ohne Umschweife weiter gegeben wird. Wie schon angesprochen, in 12 Minuten ein Quantensprung. Geht es um Spiritualität, verläuft das Lernen abseits von empirischem Schul-Lernen. Die Dinge entfalten sich sehr rasch.

Lebst du deine Berufung, wirst du erfolgreich und glücklich sein. Du wirst alle Hindernisse und Prüfungen überwinden. Deine Kraft wird sich steigern. Du wirst viele neue Menschen kennenlernen. Wenige werden sich von dir abwenden. Du wirst aber vor allem ein ganz normaler Mensch sein, auch wenn sich dein Bewusstsein erweitert hat und du Übersinnliches wahrnehmen kannst. Du brauchst etwas zum Essen, einen Platz zum Wohnen, ein Auto... so wie jeder andere Mensch. Du brauchst Geld, um das zu finanzieren. Nimmst du für deine Tätigkeit kein Geld, benötigst du einen Sponsor.

Wichtig ist, dass du dein Talent täglich förderst, dich weiterbildest, neue Erfahrungen machst, Übungen praktizierst.

Ich möchte hier auch noch einmal festhalten, dass alles, was ich schreibe, meine Erfahrung, meine Wahrnehmung ist und ich diese über Tipps, Gleichnisse und Übungen verständlich mache.

Vielleicht unterscheidet sich das eine oder andere von anderen Energetikern - Geistheilern. Ich möchte dennoch nur meine Erfahrung weitergeben und mit euch teilen, damit ich auch zu hundert Prozent hinter dem, was ich schreibe und bei Vorträgen sage, stehen kann.

Meine Wahrnehmung und Erfahrung formt meine Wahrheit, welche verändert. Wichtig für mich ist, dass ich mir selber treu bleibe und ich wünsche mir, dass es in deinem Leben auch so ist. Vielleicht sagt der eine oder andere, dass ich ein Spinner bin, ich fühle mich aber sehr wohl, stehe voll in meiner Kraft, gehe täglich in der Natur laufen, meine Blutwerte sind jugendlich. Ich programmiere mich auf eine lange Lebenszeit. Dazu brauche ich ein Konzept, das im Sinne der Schöpfung, der Natur ist. Was braucht es, dass sich Leben entfalten kann und was ist gegenläufig dazu? Darüber schreibe ich in diesem Buch. Ich arbeite an mir, öffne mich noch mehr der LebensKraft, den Elementen der Natur. Geheimnisse offenbaren sich mir immer wieder, welche ich in mein

Leben einbinde und gerne mit anderen Menschen teile, die dafür offen sind.

Wenn dich meine Zeilen auf deinem Weg weiterbringen, freue ich mich sehr. Solltest du keinen Zugang zu dem haben, was ich mitteile, solltest du nicht damit einverstanden sein, ist das auch völlig in Ordnung für mich. Es zeigt mir, dass du deine eigenen Erfahrungen machen musst, damit es zu deiner Wahrheit wird. Glaube bitte nicht unüberlegt, was hier geschrieben steht. Mach dir deine eigenen Gedanken und Erfahrungen. Mach dich auf den Weg und finde heraus, ob an dem, was ich schreibe, etwas wahr ist. Unterscheidet sich deine Wahrheit von meiner Wahrheit, freue ich mich darüber.

Vielleicht ärgert sich der eine oder andere über das Geschriebene. Genau das macht unser gemeinsames Abenteuer hier auf diesem wunderbaren Planeten Erde so spannend. Was ich schreibe, ist weder logisch noch wissenschaftlich. Nur die nicht wissenschaftliche „Geistige Heilung“ hat mich in die Kraft zurückgebracht. Darum vertrete und fördere ich diesen Weg.

Einleitung

Alternative Heilmethoden - Geistige Heilung

Der Mensch ist ein geistiges Geschöpf, daher ist Heilung durch den Geist möglich. Geistiges Heilen arbeitet und beschäftigt sich nicht mit Anatomie, Symptomatiken oder unvorteilhaften Zuständen, bekämpft nicht Altes und befundet nicht. Geistiges Heilen arbeitet ganzheitlich immer an der Gesundheit (nie an der Krankheit), am feinstofflichen Körper des Menschen, um Neues zu schaffen.

Es werden Türen geöffnet, durch welche jeder selber gehen darf. Geistiges Heilen stärkt die Kraft im Menschen und ist Impulsgeber für das Bewusstsein, welches Heilung und Harmonie auslöst. Geistiges Heilen hat zum Ziel, Menschen an den Strom des Lebens anzuschließen, damit die LebensKraft ungehindert im Körper fließt. Inneres Wachstum verknüpft mit geistigen Errungenschaften stellen sich von alleine ein, wenn wir regelmäßig geistige Übungen praktizieren.

Negative Zustände werden als niedrige Schwingung bezeichnet. Kapseln sich lebendige Organismen von der Natur, vom Leben vom Netzwerk der Schöpfung ab, kommt es langfristig zu Störungen im System.

Über die Wieder-Verbindung mit dem Strom des Lebens regenerieren sich Systeme.

Norbert Oskar Maria Feilhaber vermittelt auf spannende und humorvolle Weise, wie wir unser volles Potential in der „Neuen Zeit“ entfalten und verankern können, damit die Kraft der Liebe fließen kann. Es wird anhand vieler praktischer Anwendungsbeispiele aus dem Alltagsleben bewusst gemacht, wie unmittelbar unser Geist wirkt.

Aus der täglich gelebten Praxis verknüpft Norbert in verständlicher Weise: Die Lehren der Essener, Medizinisches Qi Gong und Geistiges Heilen, um die Bedeutung der LebensKraft und des Geistes greifbar und nachvollziehbar zu machen.

Es wird gezeigt, wie wir die Kräfte der Natur, der Seele und des Geistes nutzen, aufnehmen und gezielt an jeden Punkt unseres Körpers lenken können und an Personen, Tiere und Pflanzen übertragen.

Norbert verwendet gerne Gleichnisse und Schriften aus dem Neuen Testament, um Verständnis und Zusammenhänge für Themen des eigenen Lebens nutzbar zu machen.

Sein lebendiges, lichtes Wirken ist eine Ermutigung zum Leben, zur Natur, zur Liebe und zum Frieden, was ihn zu einem inspirierenden Lehrer in der „Neuen Zeit“ macht und sich in diesem Buch widerspiegelt.

Aus Selbsterfahrung pflegt Norbert die tiefe Überzeugung, dass geistige Heilung möglich ist, wenn der Körper dem Geist untergeordnet ist. Mit Verstand und Wissen kann Heilung nicht verstanden werden, so Norbert.

Gerne zeigt Norbert bei Vorträgen live Demo-Vorführungen „Geistiges Heilen“ an Freiwilligen, damit Besucher hautnah miterleben und sich jeder ein klares Bild machen kann, wie unmittelbar unser Geist wirkt.

Kapitel 1

Ratgeber, Tipps und einfache Methoden, um in der Kraft zu sein

Wie verhalte ich mich vor, während und nach einer Session

Zwölf Weisheiten

GESUNDHEIT UND ERFOLG

Wir machen uns kaputt, wenn wir bei der Suche nach Wohlstand die Gesundheit aufs Spiel setzen. Wir machen uns aber genauso kaputt, wenn wir nur nach Gesundheit trachten, dabei aber Erfolg, Freude und Glücklich-Sein vergessen. Gott ist die Quelle aller Kraft, daher tut man gut daran, als erstes Gott zu suchen, denn mit Gott kommt auch Gesundheit und Erfolg. Mit Gesundheit und Erfolg haben wir aber noch nicht Gott.

BEGINNE DEN TAG

- Beginne den Tag, indem du mindestens zwei Gläser klares Wasser trinkst und kurz duschst oder schwimmen gehst. Kurz eintauchen genüg schon. Deine persönliche tägliche Taufe, deine Anbindung und Anker an die Schöpfung.

- Innerhalb der nächsten halben Stunde praktiziere eine Meditation (Vis Vitalis Meditation, *siehe Kapitel V, Meditationen)*, welche zum Gebet führen kann oder umgekehrt.

- Vielleicht ist noch Zeit für Medizinisches Qi Gong, Yoga oder Ama Healing oder eine andere Form geistiger Praxis.

- Genieße ein Sonnenbad täglich. Zumindest in deiner Meditation.

- Bewege dich täglich aktiv eine Stunde im Freien, in der Natur mit erhöhtem Puls. Genieße die Natur in dieser Zeit. Bewegung ist Leben.

- Entschleunige dein Leben - weniger ist mehr.

- Reserviere mindestens eine Stunde pro Tag nur für dich.

- Lege Wert auf regelmäßigen tiefen Schlaf. Untertags sollte nicht geschlafen werden.

- Achte auf deine Gedanken.

- Bevorzuge Nahrung mit LebensKraft.

- Jeden Tag eine gute Tat…

TIPPS UND REGELN FÜR DEN ZEITRAUM VOR, NACH UND WÄHREND EINER SESSION

- Verzichte auf Alkohol, Kaffee, Tee, Fleisch, scharfe Gewürze, Pfeffer, Sex, Sport, intensive Arbeit vor wie nach der Sitzung. Kein Duschen oder Baden ***nach*** einer Sitzung.
- Mach den Tag vor, während und nach einer Sitzung zu einer Auszeit für dich.
- Begib dich am Tag der Sitzung in einen meditativen Zustand *(siehe Kapitel I, Weisheiten 12: Im Trance-Zustand entfaltet sich unser Potenzial).* Meditation, Yoga, Qi Gong, Gebete, ruhige Musik, Spazierengehen helfen dir dabei.
- Stelle das Sprechen in der Wartezeit ein.
- Möchtest du dich über eine Heilsession unterstützen lassen, ist ein VERZEIHEN, in Frieden sein mit allem was ist, Voraussetzung dafür. Spätestens in der Wartezeit/Vorbereitungszeit ***vor*** der Sitzung gehe in die Verzeihung. Wenn du Groll, Hass, Ärger in dir trägst, kann die Energie nur unzureichend fließen und übermittelt werden. Du blockierst dich dann selbst.
- Sei offen für das was gesendet wird.
- Ich praktiziere mit Klienten meist mehrere Sitzungen (Körper-Geist-Seele) mit Pausen dazwischen. Zu meiner Überraschung beobachte ich, dass in den Pausen bis der Klient wieder drankommt, geraucht, diskutiert, telefoniert, gearbeitet... wird. Dasselbe Bild in den Aus- und Weiterbildungen. Oft denke ich, die Menschen hören oder verstehen mich nicht.

Matthäus 7,6 Vers 6 zeigt, dass Jesus nicht jede Form des Richtens verurteilt. Er warnte seine Jünger davor, Heiliges nicht den Hunden zu geben und Perlen nicht vor die Schweine zu werfen.

Ich freue mich umso mehr, wenn Menschen erkennen und ihr Leben in Richtung Schöpfung lenken. Oft braucht es Zeit, bis das umgesetzt wird. Wissen veranlasst meist niemanden, etwas zu verändern. Der Lungefacharzt als Kettenraucher... Süchte sind oft stärker als Wissen und Vernunft.

Wie lange gelten diese Verhaltensregeln nach einer Sitzung?

- Mindestens einen Tag, besser 2 oder 3 Tage. Bei hoch energetischen spirituellen Sitzungen bis 7 Tage, teilweise bis 21 Tage – gilt nicht für Duschen.
- Geh im Idealfall alleine zur Sitzung.
- Sprich mehrere Tage mit niemandem über die Sitzung!

Bist du gesund und vital, bringen dich spirituell-geistige Sitzungen weiter. Spirituelles Opening, Reinhaltung der geistigen Kanäle, Erfahrungen sammeln. Ich besuche immer wieder spirituelle/geistige Sitzungen. Vor sportlichen Events lassen sich Menschen gerne unterstützen.

Hauptfehler bei energetischen/spirituellen Sitzungen

- Wenn du Groll, Hass, Ärger in dir trägst. Wichtig ist spätestens vor der Sitzung eine Verzeihungsarbeit.
- Wenn du deine Session zu einem Termin machst, zwischen Tür und Angel.
- Erwartungshaltung oder Zweifel machen dich undurchlässig für Energien.
- Sprechen, Diskussionen, Telefonieren, Arbeiten im Wartebereich. Nutze die Vorbereitungszeit für dich!
- Du zerredest das Erlebte. Sprich mehrere Tage mit niemand über das Erlebte.
- Achte auf deine Nahrung und besonders auf deine Gedanken.

Fühlst du dich wohl nach einer Sitzung, denkst du vielleicht

Jetzt geht es mir wieder gut und machst weiter wie bisher. Der Körper ist ein Spiegel unseres Bewusstseins. Ändere dein Bewusstsein, deine Gewohnheiten, welche zur unvorteilhaften Situation geführt haben, dann verändert sich die Grobstofflichkeit *(siehe Kapitel I, Weisheit 4)*. Fünfzig Prozent der Arbeit unterstützt dich das Medium, die anderen fünfzig Prozent sind die Arbeit an dir selber. Ja, du darfst und sollst an dir arbeiten.

ERMÄCHTIGE DICH FÜR DEIN LEBEN TIPPS UND REGELN ZUR GESUNDUNG

1) Ändere deine Ernährung: Fasttage bzw. Schweigetage helfen dir weiter. *Siehe Kapitel I, Weisheit 2, Fasten.*

2) Deine Gedanken sind Nahrung und diese soll eine gute - göttliche - sein, Gedankenhygiene.

3) Verändere deine Lebensweise, deine Gewohnheiten, welche zur vorliegenden Situation/Lernaufgabe geführt haben.

4) Gib schrittweise deine Süchte auf! In meinem Haus (Körper) möchte ich nur Heiliges/Lichtes zu Gast haben. Süchte (Rauchen, Kaffee, Alkohol, Sexsucht, Fresssucht, Hass, Ärger, Frust...) sind nicht zugegen/eingeladen in meinem Haus.

5) Verändere deine Umgebung bis dahin, dass du dir einen neuen Lebensraum schaffst.

6) Durch tägliches Praktizieren von Übungen, Impulse von außen verändern sich dein Denken, deine Perspektive und Sichtweise.

7) Mach dir immer wieder bewusst, wie Leben funktioniert und was es dazu braucht, dass sich Leben/Wachstum entfaltet. Integriere diese Regeln, diese Ordnung in dein Leben. Strömt die Lebensenergie in uns, geht es uns gut.

Nachdem du das alles praktizierst hast, lasse dich erst jetzt regelmäßig von außen zu deinem eigenen Engagement unterstützen. Mit einer Sitzung geht es sich meist nicht aus. Fährst du auf Kur, lässt du dich auch viele Wochen unterstützen.

Frage dich:
Was kann ich tun, dass es mir gut geht?
Wo darf ich noch hinschauen?
Habe ich etwas übersehen?
Was will mir die Situation sagen?

ERSTE WEISHEIT: NEUES DENKEN ÜBER KRANKHEIT

Altes Denken: Krankheit wird als ein ganzes Stück betrachtet, als eine Krankheit. Daher arbeiten wir täglich an der Krankheit.

Neues Denken: Wir arbeiten täglich an unserer Gesundheit (nie an der Krankheit). Daher verändert sich die Krankheit und löst sich auf! Sollte sie doch wieder auftreten, ist sie eine neue Form und wir können wieder an der Gesundheit arbeiten. Wir arbeiten also täglich an etwas Neuem. Dieses Konzept bringt nach meiner Erfahrung mehr Erfolg, lässt dich in die Kraft kommen. Zudem ist es ein wunderbares Vorbeugungs-Konzept. In China ist diese Arbeitsweise sehr verbreitet.

Alles ist ständig im Wandel. Das was gestern war, ist heute etwas Anderes! Das Gestern gibt es nicht mehr. Es gibt nur das Jetzt, diesen Moment. Lebst du in diesem Moment, ist das schon sehr heilsam. Meditative Praktiken helfen uns dabei.

ZWEITE WEISHEIT: FASTEN

Fasttage: Lege jeden Monat mindestens zwei Fasttage ein. An diesem Tag esse nur Obst oder Säfte oder Gemüse in Form von grünen Salaten. Im Idealfall trinke an einem zusätzlichen Fasttag im Monat nur klares Wasser. Diese Fasttage sind wunderbare Ankerpunke und Impulse neben dem morgendlichen Wassertrinken, Duschen, Meditationen, die in uns etwas zum Erblühen bringen. Altes wird mit Neuem überschrieben. Gesundheitliche Aspekte stellen sich beim regelmäßigen Fasten von alleine ein. Ein Zuviel, Überangebot, Reizüberflutung justiert sich auf ein gesundes Maß, was gesund und zufrieden macht. Mit Fasten stimmen wir immer wieder unser „Instrument“ und bringen es in Einklang mit der Schöpfung. Wir leben länger und sind in unserer Kraft. Von der Schöpfung ist gar nicht vorgesehen, dass wir uns täglich satt essen. Fasten stellt für den Organismus eine Pause dar, in welcher sich der Köper regenerieren kann.

Ich mache jede Woche 2 Fasttage, wobei ich mich von Obst und Gemüse meist in Frappé/Shake- Form ernähre. Und einen Fasttag pro Monat, wo ich nur Wasser trinke. Mindestens einmal im Jahr mehrere Fasttag hintereinander, an welchen ich nur Wasser trinke. Eine wunderbare Reinigung.

Schweigetage: Lege immer wieder mal einen Schweigetag ein. Alles ist erlaubt am Schweigtag, außer Sprechen. Du wirst bemerken, dass du mehr Energie hast und dir wird die Kraft deiner Worte und Gedanken bewusst.

Grünanteil: Lege Wert darauf, dass dein Grünanteil an ungekochter Nahrung weit über 50 Prozent liegt. Reduziere Industrienahrung, Fleisch, Alkohol, Kaffee, schwarzen Tee, Nikotin, Zucker, geröstete Produkte... Deine Nahrung soll frei von Leid sein. Bringe nur Hochwertiges und Essbares mit deinem Körper in Verbindung. Das gilt auch für Cremen, Pasten, Gels usw.

Der Körper kann meist gekochte Nahrung nicht zuordnen und reagiert mit Abwehr, wie wenn die Nahrung Gift wäre. Eine vermehrte Produktion von weißen Blutkörperchen läst sich feststellen.

DRITTE WEISHEIT: FUNKE GOTTES

Vertrauen: Wir tragen den Funken Gottes in uns. Vertraue dir und vertraue auf die Schöpfung, auf die Ordnung, auf Gott.

Seele, Geist, Körper machen uns als Menschen aus. Wobei die Seele der immerwährend gesunde, klare Teil in uns ist. Verhalte dich so, wie es im Sinne, in der Absicht der Schöpfung des Lebens vorgesehen ist. Fragen wir uns immer wieder: „Was braucht es, damit Leben sprießt, sich entfaltet?“ In mir und außerhalb von mir. Dann erkennen wir die Regeln des Lebens! Wir selber sind ein Ausdruck der Schöpfung, des Lebens, der Natur. Geht es uns gut, sind wir im Fluss des Lebens, so wie es gedacht ist.

Sind wir verbunden mit unserer Seele, geht es uns gut. Die Aufgabe eines Geistheilers ist es, dich mit deiner Seele, mit Gott, mit der Ordnung zu verbinden, damit dir diese bewusst wird.

DIE REGELN DES LEBENS

Die Regeln des Lebens, der Schöpfung, beinhalten: Wachstum, Fruchtbarkeit, Vitalität, Harmonie, Schönheit, Leben, Freude, Kreativität, Kunst, Erfindergeist, Veränderung, Gesundheit, Unterstützung, Wandel, Vielfalt…

Die physikalischen Gesetzmäßigkeiten kommen von Gott. Das, woran du glaubst, wird dir weiterhelfen. Ist das die Schulmedizin, wird sie dir weiterhelfen. Wenn Wissen heilen würde, gäbe es keine Krankheiten mehr!

Zweifel bedeutet Kommando zurück! Deine Absicht „funktioniert“ nicht. Woran du glaubst, das ist deine momentane Wahrheit. Überzeuge dich immer wieder von der Wahrheit und von Wundern.

Stehst du abseits vom Fluss der Schöpfung, vom Leben, kommt es zu Blockaden im Körper wie in Lebensbereichen. Dein Lebens-Wandel und deine Ausrichtung sind entscheidend.

Woran richtest du dich aus? Schreibe ein paar Zeilen darüber.

....

....

....

....

....

SOFORTMASSNAHME

Beispiel: Du hast immer wieder Kopfschmerzen, undefinierbare Symptome wie Druckgefühl, Taubheitsgefühl, Magen-Darmbeschwerden...

Süchte: In deinem Tempel/Haus (Körper) möge nur Heiliges anwesend sein.

Unterlasse demzufolge jegliche Form von Sucht: Rauchen, Alkohol, bewusstseinsverändernde Substanzen... Mit jeder Zigarette nährst du die Sucht mit deiner LebensKraft und verbindest dich mit niedrig schwingenden Energiefeldern. Deine Schwingung fällt ab. Abgesehen von den unvorteilhaften, anatomischen Folgen –

Gefäßverengung, Lungenbelastung. . . Verunreinigte Luft inhalieren ist gegenläufig zum Leben zur Schöpfung. Der Architekt der Schöpfung ist nicht auf die Idee gekommen, dass wir verunreinigte Luft atmen.

Engel: Lade die Engel der Liebe, Freude, Fruchtbarkeit, der Glückseligkeit ein. Klare Luft, reines Wasser, Nahrung mit LebensKraft – Mutter Erde und die Kraft der Sonne in physikalischer und spiritueller Form werden dich weiterbringen. Alles, was nicht klares Wasser ist, trinke nicht. Binde diese Elemente, welche Leben zum Sprießen bringen, in deiner Meditation ein und setze dich ihrer physikalischen Wirkung aus: Indem du Sonnenbäder genießt, spazieren gehst, Wasser trinkst und dich duschst oder schwimmen gehst, dich in der Natur in der frischen Luft bewegst – täglich !

Gedanken der Feindschaft, der Trennung, des Streites, der Missgunst, des Neides. . . verbanne aus deinem Haus! Das neue Denken/Verhalten bringt uns vom Ego weg, wenn wir für andere Menschen da sind. Ablehnendes/trennendes Verhalten zu Menschen trennt dich von der Schöpfung, vom Fluss des Lebens. Erschöpfungen/Energielosigkeit sind Langzeitfolgen, eine Schwächung des Organismus. . . Medikamente dagegen gibt es keine! Deine Gedanken sind wie Nahrung und diese soll eine Gute sein! Möge sich eine offene, freundliche, liebevolle Gesinnung entfalten.

ÜBUNG: SELBSTLIEBE

Ein kleines Ritual:

Liebst du dich (Seele-Geist-Körper) zu 100 Prozent ?

Stell dich vor den Spiegel und zünde eine Kerze an. Wenn du möchtest, lade deine geistigen Begleiter (Schutzengel, Geistführer, Ahnen) ein. *Siehe Kapitel I, Spirituelles Team.*

Sage und meine es so: *Ich LIEBE mich.*
Ich nehme mich an wie ich bin, Seele-Geist-Körper, zu 100 Prozent und das ist so. Bis tief in mein Innerstes, auf allen Ebenen.
Ich bin richtig wie ich bin. Blas die Kerze aus.

Selbstverständlich dürfen wir täglich an uns arbeiten, das steht nicht im Widerspruch zur 100-prozentigen Selbstliebe.

Wenn du dich selbst, die Essenz, was dich als Menschen ausmacht, ablehnst - haderst -, stellt das auch Kritik an der Schöpfung dar. Der Funke Gottes in uns, das sind wir: göttliche, heilige Wesen. Was kannst du dir von Gott erwarten, wenn du dich ablehnst und somit Gott ablehnst, die Schöpfung ablehnst?

Du bist für diese Kraft dann nicht wirklich durchlässig - Blockade! Du wirst diese Kraft als Medium nicht gut weitergeben können. Wie kannst du erwarten, dass dich andere lieben und annehmen, wenn du es selbst nicht tust? Die Erde schwingt in der Frequenz der Liebe. Bist du nicht in Liebe, hast du permanent Stress mit unvorteilhaften Folgen.

VIERTE WEISHEIT: ZUSAMMENHANG ZWISCHEN KÖRPER/MATERIE UND BEWUSSTSEIN

Verändere dein Bewusstsein, dann verändert sich dein Körper, dein Leben, deine Lebensumstände.

Wie verändere ich mein Bewusstsein? Mit energetischen Impulsen einfachster Natur. Einige Anregungen dazu stehen in diesem Buch.

In unserem Kulturkreis machen wir es meist umgekehrt. Wir arbeiten an der Materie, am Körper, in der Hoffnung, dass sich etwas vorteilhaft verändert. Nur durch eine Veränderung deines Bewusstseins verändern sich dein Körper, deine Lebensumstände, nicht umgekehrt.

Parabel: Fährst du mit deinem Auto auf einer Strasse, auf der viele Nägel liegen, wirst du unweigerlich einen „Platten" erhalten. Die Werkstatt repariert dir den Reifen und du fährst aus Gewohnheit diese Straße weiter bis zur nächsten Panne. Die Mitarbeiter der Werkstatt begrüßen dich freundlich und helfen dir weiter. Aus Gewohnheit fährst du weiter auf deiner Strasse bis … Erkennst du (dein Bewusstsein), dass es weiser ist, einen anderen Weg zu nehmen, lösen sich augenblicklich unvorteilhafte Lebensumstände auf, körperliche Warnsignale neutralisieren sich.

TRENNUNG – DUALITÄT

Werden Seele-Geist-Körper getrennt, dann werden wir Menschen „nutzbar" als... ?

Für Ideen anderer gehen wir in den Tod.
Für unsere eigenen Ideen - Freiheit...?

Eine schrittweise Wieder-Verbindung mit dir selbst, mit dem Ursprünglichen, mit dem göttlichen Teil in dir... aber wie? Tägliche Meditationen, Medizinisches Qi Gong, Yoga, sich in der Natur aufhalten, grüne Nahrung unterstützen dich, schaffen Zugang zu deinem Sein, zu den Elementen - der Natur - zur Schöpfung.

Dualität: Ist dein Gedankengut dual ausgerichtet, dann bist du getrennt. Letztendlich ist alles eins. Erkenne die Einheit. Eine Münze hat zwei Seiten. Kopf oder Zahl, oben oder unten. Es ist dennoch eine Münze. Jedes Sandkorn am Strand unterscheidet sich von anderen Sandkörnern. Alle Sandkörner ergeben den Strand. Es sind nur Facetten, die uns unterscheiden. Erkenne dass du mit allem in Verbindung stehst. Ein riesiges Netzwerk in welchem alles mit allen verwoben ist.

DAS UNIVERSUM UNTERSCHEIDET NICHT ZWISCHEN GUT UND BÖSE

Magnet: Wir sind wie Magneten. Wir haben einen freien Willen. Wir ziehen das wie ein Magnet an in unserem Leben, worauf wir unsere Aufmerksamkeit mit unserem freien Willen lenken.

Wie der Schöpfer sind auch wir Schöpfer. Jeder Gedanke (Energie - Schwingung), jedes Wort (Energie - Schwingung) ist eine Schöpfung, Kreation von uns und macht - bewirkt - etwas. Jeder

Gedanke ist eine Form von echter Energie, welche im Seele-Geist-Körper etwas bewirkt. Zudem haben Gedanken eine mächtige Auswirkung auf andere Menschen, auf die sie gelenkt werden. Wir sollten aufhören, negative Gedanken Energiefelder mittels unserer LebensKraft zu erzeugen! Sprichst du von Krankheit, Symptomatiken von Negativem, Krieg, Streit, Feindschaft... erschaffst du negative Schwingungen - Energiefelder. Diese Energiefelder waren vor deiner „Schöpfung“ nicht da. Machen wir uns diesen Umstand immer wieder bewusst. Sie sind deine Kreation. Diese Felder nähren und verbinden sich mit gleichwertigen Energiefeldern - Schneeballeffekt. Sei dir dessen bewusst!

Freies Denken*:* Wodurch werden unsere Gedanken ausgelöst? Sie werden durch fremde Gedanken, Worte, Bilder, TV, Zeitung, Bücher, Umwelt, Musik, Bauwerke, Kunst... ausgelöst. Wir sollten uns daher überlegen, was wir von außen auf uns einwirken lassen und was es mit uns macht.

Aus dem Feinstofflichen entsteht das Grobstoffliche, nicht umgekehrt

Unsere Lebensumstände bis hin zu dem, was die Schulmedizin als Krankheit bezeichnet, entstehen aus unserer eigenen Schöpfung. Dieses Verhalten ist für uns normal. Wir haben es nie überdacht, es ist zur Gewohnheit geworden.

Sei Akteur und Regisseur in deinem Leben. Packe das wunderbare Geschenk deines Lebens aus. Warte nicht länger!

Nutze deine Schöpferkraft für das Gute, Schöne, Positive in deinem Leben. Sprich, denke nicht über Unvorteilhaftes, es kostet LebensKraft und macht krank.

FÜNFTE WEISHEIT: FREIER WILLE

Wir haben einen freien Willen, um uns klar auszurichten und zu entscheiden, welchen Weg wir gehen möchten. Wir können das Gute oder das Schlechte wählen. Über das Universelle Gesetz Ursache - Wirkung erhalten wir auf alle Fälle die Rechnung unseres Tuns. Wir brauchen auf keinen Fall zu leiden! Eine Umkehr zum Guten ist jederzeit möglich. Vielleicht ist das Böse/Negative eine Prüfung für uns?

Welchen Weg wählen wir mit unserem freien Willen? Wie sehr setzen wir die Eigenschaften unserer Seele um? Wie sehr sind wir getrennt von uns selbst - der Schöpfung?

Die Macht der „Täuschung“ ist groß, sodass es gar nicht so einfach ist, sich diesen Einflüssen zu entziehen.

Je mehr wir unsere Energie auf die Außenwelt konzentrieren, desto weniger werden wir die Herrlichkeit und die Freude des Geistes und der Seele kennenlernen. Umso mehr wir uns auf die Innenwelt konzentrieren, umso weniger Schwierigkeiten werden wir in der Außenwelt haben.

Wer Gott kennen lernen möchte, braucht viel Ausdauer und Willen beim Praktizieren (Meditation, Gebete, Yoga, Qi Gong...), auf dem Weg zur Selbstverwirklichung.

Der Sinn der Schöpfung besteht darin, ihr Geheimnis zu lüften und Gott hinter allem wahrzunehmen. Vorab in dir! Nur die Verwirklichung bringt uns weiter und macht uns weise, nicht das Lesen und Wissen darüber.

WÜNSCHE – BITTEN

Wünsche binden uns an diese Welt. Wir dürfen neu inkarnieren, nur um unsere unerfüllten Wünsche umzusetzen. Bist du wunschlos glücklich, besteht die Möglichkeit aus der Inkarnation auszusteigen. Formen wir unsere Wünsche in Bitten um. Mit den Worten: „Ich bitte von ganzem Herzen" bist du nicht mehr so an die materielle Welt gebunden. Ich sage nicht, dass an der materiellen Welt etwas schlecht wäre. Erfreuen wir uns an allen Dingen, aber machen wir uns nicht abhängig von diesen.

Für jede erfüllte Bitte solltest du rasch einen Ausgleich schaffen damit Geben und Nehmen im Gleichgewicht sind. Wenn wir erhalten und erhalten,... aber nichts geben, schafft das nach dem Gesetz von Ursache und Wirkung Karma. Nur um dein Karma abzuarbeiten, darfst du wieder inkarnieren.

In meinem Gebet verbinde ich mich mit der Schöpfung, ich bitte um Glückseligkeit, Gesundheit, klaren Verstand, Bewusstsein und Weisheit und vielleicht mache ich auf etwas Materielles aufmerksam.

Geh davon aus, dass die geistige Welt schon weiß, was du benötigst, bevor du meditierst oder betest. Du wirst alles erhalten, was du benötigst, auch wenn du nicht darum bittest, aber dafür ohne verborgenen Beweggrund gut verbunden bist mit der geistigen Welt.

Erwarte aber nicht, dass deine Buchhaltung, deine Lernaufgaben, dein Autoservice... die geistige Welt für dich macht.

So wie wir andere beurteilen, so werden wir selber beurteilt. Jesus teilt uns das Gesetz von Ursache und Wirkung mit. Es stellt eine moralische Drohung dar für Menschen, welche andere Menschen bloßstellen. So wie du richtest, wirst auch du gerichtet.

Gott bestraft nicht. Aus guten Taten folgen gute Auswirkungen auf uns. Aus schlechte Taten negative Folgen für uns.

Ein spirituelles Fehlverhalten ist es, über moralische Schwächen anderer herzuziehen. Ich spreche in Abwesenheit nicht unvorteilhaft von Menschen.

Meine Absicht ist es, mit meiner LebensKraft wunderbare Energiefelder zu schöpfen, zu nähren und mich mit diesen zu verbinden.

Ertappe ich mich doch, unvorteilhaft von Menschen zu sprechen/denken korrigiere ich es indem ich meine Energie/Aufmerksamkeit wieder in Richtung Schöpfung lenke (Gedankenhygiene).

Was das Gute, der Ausdruck der Schöpfung ist, wenn wir für diese offen sind, beleuchte ich in diesem Buch.

Belasten wir unseren Geist nicht mit trüben Gedanken. Das Gute was wir von anderen erhoffen, soll mit Gutem von uns beginnen. Jeden Tag eine gute Tat, gleich wie klein sie dir erscheinen mag.

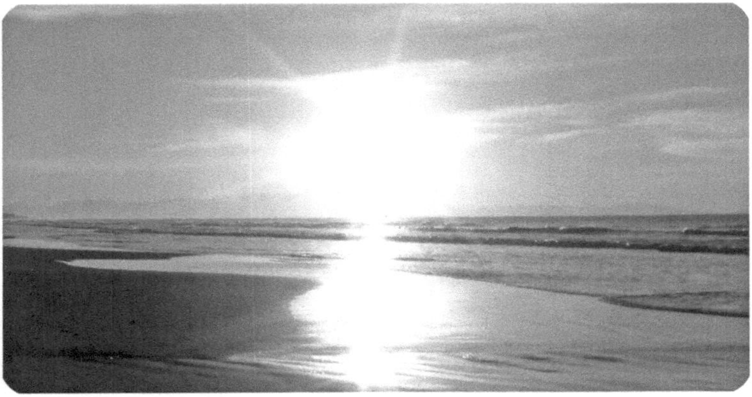

RICHTE DICH IN DEINEM LEBEN KLAR AUS !

Meditationen, Gebete, Qi Gong, Yoga, die Natur... helfen dir dabei.
Wohin genau ausrichten?

Dorthin, von wo wir alle hergekommen sind.
Zur schöpferischen Quelle allen Seins - Gott.

Wir sind in erster Linien geistige Wesen.
Seele-Geist-Körper = Mensch.

Meditation ist Einswerden mit der Seele,
Qi Gong – Yoga – Gebete – Musik führen zur Wiedervereinigung mit Gott.

Höchste Schwingung: Bedingungslose Liebe schafft einen direkten Kanal in die göttliche, heilige Welt.

Wenn die Welle (Ego) vergessen hat, dass sie das Meer ist und wieder in das Meer eingehen wird, ist die Welle abgeschnitten vom Wesentlichen.

Krankheit kommt nicht von Gott.
Somit gehört Krankheit nicht zum Menschen.
Weise die Krankheit im Namen Gottes ab.
Richte dich KLAR auf das GUTE aus, bei jedem Atemzug.
Sei wachsam!
Ein Wunder zu erleben, erspart dir 100 Jahre Inkarnation.

Besuche Orte, wo diese Wunder geschehen.
Versäume nicht die kleinen Wunder des täglichen Lebens.

Heilung bedeutet über „Bewusstsein" den Plan der Seele erkennen.

Sünde bedeutet Disharmonie mit der Seele, der Schöpfung, Beschwerden können sich einstellen.

Apokalypse hat nichts mit dem Plan Gottes zu tun.

Wie handle ich, wenn ich bedingungslose Liebe walten lasse?
Schreibe ein paar Zeilen, wie du handelst!

....

....

....

Selbstheilungskräfte entfalten sich: zu 50 Prozent werden sie vom Medium (Energetiker) unterstützt, die anderen 50 Prozent über einen Bewusstseins-Wandel/Arbeit des Hilfesuchenden an sich. Wir dürfen lernen gesund zu sein.

Ordnung = Gott

SECHSTE WEISHEIT: „ICH BIN"

Gedanken, Worte - Sätze, welche mit ***„Ich bin"***, „Ich habe", „Mir" beginnen, bergen die größte Schöpfer-Kraft, Anziehungskraft, Energie in sich! Wir verbinden uns mit Gedachtem oder Ausgesprochenem, mit „etwas" und ziehen das in unser Leben. Wir haben ein Energiefeld geschaffen, welches vorher nicht da war.

Sei dir dessen bewusst!

Das gilt für vorteilhafte wie unvorteilhafte Gedanken, Worte, Geschriebenes, Produziertes... !

Ich möchte das hier noch einmal ganz deutlich hervorheben. Deine Gedanken ***produzieren, schaffen Energiefelder!*** Die Energie dafür stammt aus deiner LebensKraft.

Daher ist die Selbstreflexion über die eigenen Gedanken sehr wichtig: Gedankenhygiene.

Mit „Ich" meine ich weder den Körper, noch die Gedanken! Auch nicht das Ego.

Aus dieser Erkenntnis setze ich hinter ICH BIN, oder MIR nur Vorteilhaftes, was Schöpferkraft in sich birgt.

Also nur Schöpferworte wie: Licht, Liebe, Freude, Gesundheit, LebensKraft, Harmonie, Natur...

GEDANKENHYGIENE

Gedanken, Worte werden wie ***Nahrung*** aufgenommen! Und diese Nahrung soll eine gute sein. Hast ***du*** das verstanden, was Worte bzw. Gedanken, welche mit „ICH BIN“ oder „MIR“... beginnen, auslösen/anrichten können, wirst du nichts NEGATIVES mehr hinter diese Worte setzen. Mach ein SPIEL daraus.

Ich habe Kopfschmerzen	Mein Kopf benötigt Ruhe, Liebe und Aufmerksamkeit.
Mir geht es schlecht	Ich benötige eine Auszeit, Ruhe.
Ich verdiene zu wenig	Ich bin offen für Fülle, mehr Geld, jetzt.
Mein Kreuz tut immer weh	Ich lerne mit meiner Wirbelsäule umzugehen.

Worte, Gedanken wie: Extrem, Angst, Horror, krank, Opfer, schlecht, Schmerzen, Lähmung, Depression, Erstarrung, Dunkel, jegliche Worte von Symptomatiken... streiche aus deinem Sprachgebrauch, aus deiner Gewohnheit, aus deiner Normalität.

Ersetze die negativen Worte durch positive Worte, was du benötigst, was du brauchst. Gib der Situation das, was es braucht: Ruhe, eine Massage und so weiter. Stürze ich mit dem Fahrrad, benötigt mein Knie: Liebe, Aufmerksamkeit, eine Heilcreme, einen Verband und Ruhe.

Medien, welche von der Angst leben, lesen oder sehen wir uns schon lange nicht mehr an.

VERWENDE SCHÖPFERWORTE

Zuversicht, LebensKraft, Freiheit, Lernaufgabe, Wohlempfinden, Frieden, Licht, Gesundheit, Toleranz, Lebensherausforderungen, ein gutes Gefühl, Fruchtbarkeit, Freude, Lachen, wunderbar. . .

Der Körper, jede Zelle, reagiert auf unsere Gedanken/Worte. Der Körper, jede Zelle, wird auch beeinflusst von den Dingen, welche wir tun. Der Körper, jede Zelle, wird beeinflusst von der Umgebung in welcher wir uns aufhalten.

Jede Ursache hat ihre Wirkung. Jede Wirkung hat ihre Ursache. Alles geschieht gesetzmäßig. Zufall ist letztendlich nur der Ausdruck eines Gesetzes, welches wir nicht kennen. Es gibt viele Ebenen der Kausalität (Ursächlichkeit), aber nichts entgeht dem Gesetz von Ursache und Wirkung.

Erkennen wir die Regel des Lebens und binden wir diese in unser Leben ein, geht es uns gut. Was braucht es, dass Leben sprießt, das Chi (Lebensenergie) fließt. Sind wir im Einklang mit dem Fluss des Lebens? Wie ist es ausgedacht von der Schöpfung, dass sich Leben entfaltet?

Frage dich: Was genau kann ich in meinem Leben verändern? Das, was wir glauben, für wahr halten, was wir annehmen, das stellt sich in unserem Leben ein.

Spirituelle/Geistige HeilerInnen beschäftigen sich n i e mit Krankheit. Wir betrachten den Menschen als ein geistiges und vollkommenes Geschöpf. Wir beschäftigen uns mit Gesundheit. Verweilen die Gedanken beim Symptom, bewirkt das eine Verstärkung. Die Symptomatik nimmt zu. Wir arbeiten am Energiekörper, nicht an der Anatomie, das machen Ärzte. Bei der geistigen Arbeit mit Menschen ist Neutralität, nichts zu wollen, kein

Ego, reiner, klarer Kanal sein zu dürfen, wichtig. Es heilt die göttliche Kraft. Nicht wir! Geistheiler wirken als Kanal, als Halbtrance-Medium oder als Volltrance-Medium. Über das Medium wirkt die geistige Welt. Umso klarer und reiner das Medium - die Lebensweise des Mediums, umso höher die Schwingungen, welche durch das Medium wirken.

Ein hoch schwingendes Medium sollte demnach komplett auf vergorene Säfte verzichten. Getränke, welche den Tag zur Nacht, die Nacht zum Tag machen, sind zu vermeiden, sowie jegliche bewusstseinsverändernde Substanzen.

Im Idealfall ist vegane Ernährung anzustreben. Wir lenken und fokussieren unsere Gedanken auf das GUTE. Wir praktizieren Gedankenhygiene, um die Ausrichtung in uns zu stärken auf das GUTE, Vitale, Harmonische, Licht. Um dem Schönen, Guten, Göttlichen im Leben näher zu sein. Um es noch besser wahrzunehmen.

Eine klare Absicht/Ausrichtung, es zu wollen, ist dafür notwendig. Nur ein bisschen Gutes ist nicht möglich. Mit den Zehenspitzen Wasser zu erfahren geht nicht.

Wir befindet uns bei einer Sitzung in Alpha, einem Trance Zustand. In Indien als Samadhi bezeichnet. Unser Geist bleibt wach. Auch der Klient befindet sich in einem meditativen Zustand.

ÜBUNG: GEDANKENHYGIENE

Gedankenhygiene hat zum Ziel ***frei zu bleiben von negativen Gedanken*** und damit verbunden von unvorteilhaften Folgen und Absenkung der eigenen Schwingung. Sich bewusst zu machen, dass wir negativen Spiegelungen von außen ausgesetzt sind, welche sich in unseren Gedanken widerspiegeln. Bemerkst du einen unvorteilhaften Gedanken, welcher nicht deiner klaren Ausrichtung entspricht, blase diesen weg. Atme fest aus, so als wenn du Staub wegblasen würdest und mach eine abweisende Handbewegung zur Unterstützung.

Vergiss nicht, dass viele unserer Gedanken eine Spiegelung der negativen Seite sind. Weise diese Gedanken wie beschrieben ab. Beschäftige dich nicht mit Negativem. Du würdest das Negative ansonsten mit deiner Lebensenergie nähren. Wir beschäftigen uns mit der Gesundheit, mit dem Guten.

Weise das Unvorteilhafte – diesen Unhold – ab und nimm das Gute – die Gesundheit – an, im Namen Gottes.

ÜBUNG: NEUES DENKEN FÜR EINE NEUE ZEIT

Überschreibe negative Gefühle.

Stell dir vor, ein Kind kommt zu dir, schreit und weint... Frage das Kind, was es benötigt und gib es ihm.

Nimm das vordergründige Negative (Gefühl) mit den Händen aus dir heraus, halte es in den Händen, die du zu einer Schale geformt hast.

Gib dieser Energie alles was sie benötigt

Liebe, Licht, Harmonie, Farben, harmonische Urlaubsbilder... sei kreativ dabei. Lade dein spirituelles Team ein, dasselbe zu tun. Verabschiede die Energie, indem du sie wegbläst, so wie wenn du Staub wegblasen würdest oder integriere sie wieder…

Wie bei der unten beschriebenen Harmonisierungs-Methode kannst du Punkt 1 bis 3 anwenden.

ÜBUNG: HARMONISIERUNGS-METHODE

Vergangenheit - Gegenwart - Zukunft

Du formst deine Hände wie am Foto. Die jeweiligen Fingerbeeren stellen die Vorlebenspunkte dar, welche du zusammen bringst.

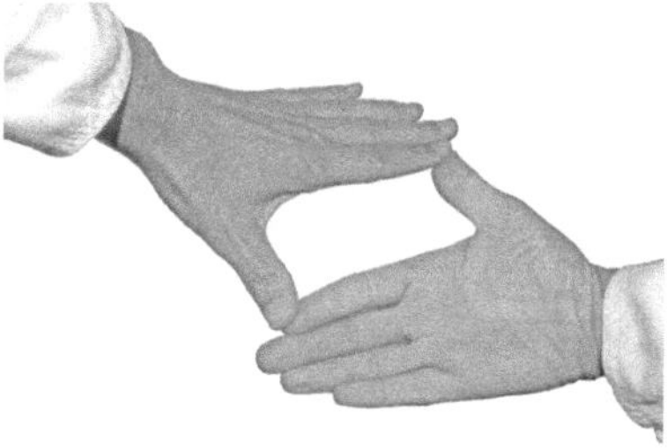

Beispiel für Vergangenheit:

Hole dir gedanklich eine unvorteilhafte Situation aus der Vergangenheit her, welche du harmonisieren möchtest.

Die Hände hältst du in der Position wie am Foto ersichtlich.

1) Formuliere intuitiv Schöpferworte - Gedanken wie Liebe, Licht, Harmonie, Freude, Fruchtbarkeit uns so weiter.
2) Lade dein spirituelles Team (siehe Kapitel I, Spirituelles Team) zum Harmonisieren und Unterstützen ein, wenn du möchtest.
3) Lass die Vis Vitalis - LebensKraft (siehe Kapitel IV, Vis Vitalis Meditation) in die Situation einströmen, wenn du möchtest.

Wenn du bemerkst, dass sich die Situation verändert hat, gibst du die Hände wieder auseinander und setzt deinen Alltag fort, ohne weiter darüber nachzudenken.

Verfahre sinngemäß mit Situationen aus der Gegenwart fort …

SPIRITUELLES TEAM

Gott ist immer mit offenen Armen für uns da. Nur wir haben keine Zeit für Gott. Wir haben ja noch so viel zu erledigen, zu tun, keine Zeit. Die geistige Welt, unsere besten Freunde, können für uns nichts tun, wenn wir sie nicht dazu einladen. ***Wichtig*** ist, sich nach der Zusammenarbeit zu bedanken.

Kommuniziere mit der geistigen Welt so, wie wenn es deine besten Freunde - Freundinnen, liebsten Familienmitglieder - wären. Entweder spreche ich direkt die geistige Welt an oder über eine Anrufung.

ANRUFUNG – SPIRITUELLES TEAM

In meinem spirituellen Team sind viele MitarbeiterInnen. Es würde oft zu lange dauern, jeden Einzelnen mit Namen anzusprechen. Ich habe festgelegt, wer genau im Team ist und spreche dann das gesamte Team an. Das Team hat die Freiheit, neue Mitglieder dazu zu nehmen...

Prinzipiell ist wichtig, immer wieder mal jedes Teammitglied oder bei der Kommunikation mit der geistigen Welt den Betreffenden mit komplettem Namen anzusprechen.

Das bedeutet, dass du nicht sagst: Michael, Raffael usw., sondern Erzengel Michael, Erzengel Raffael.

Meist beginne ich mit einer Anrufung, bevor ich mit der geistigen Welt kommuniziere. Diese Anrufung verwende ich beim Laufen, Radfahren, Schwimmen, Spazierengehen, in der Meditation, im Gebet. Ich verbinde mich über die bewusste Anrufung mit der geistigen Welt. Energetischer und geistiger Schutz, Danksagung und vieles mehr ist über die unten beschriebene Anrufung gewährleistet. Ich bin in jedem Augenblick mit meinem Spirituellen Team - Gott - verbunden, unabhängig davon, womit ich gerade beschäftigt bin. Ähnlich einer Gebetsmühle dreht sich die Mühle in mir. In der Meditation, im Gebet, mache ich mir das besonders bewusst und „schubse" die Gebetsmühle neu an.

Medizinisches Qi Gong, Yoga, Ama Healing, Meditation helfen uns, unsere Konzentration und unseren Willen zu schulen, ohne die wir keine geistigen Fortschritte machen können und nur schwer Gott finden werden. Je mehr Frieden und Glückseligkeit wir in der Meditation finden, je länger wir uns konzentrieren, umso tiefer wird unsere Gotteserfahrung wie die Erfahrung zur Essenz sein.

Alle Vorstellungen von Gott sind nicht Gott. Wahres Glück finden wir nicht in den materiellen Sinnesfreuden, sondern nur in uns. Gott hat uns zu dem gemacht, was wir sind. Wer glaubt, ein menschliches, schwaches Wesen zu sein, unterliegt der Täuschung, die ein Werk des Negativen ist. Dieses negative Modell wird nach wie vor verwendet, um uns klein zu halten. Du brauchst ja nicht mitzumachen! Ich beurteile es nicht. Es hat mit mir nichts zu tun.

Wenn wir schwer erkrankt sind, haben wir wenig zu lachen. Der Heilige Franziskus war selber schwer erkrankt, konnte aber andere schwer kranke Menschen heilen und Tote aufwecken. Habe ich körperliche Schmerzen bleibe ich gedanklich im Licht, im Guten, richte meine Aufmerksamkeit nach innen (Gedankenhygiene).

Setzen wir die Wahrheit, die Absicht der Schöpfung, wie Leben sich entfaltet um, ist es belanglos, ob du Christ, Buddhist, Hindu, Moslem oder Jude bist.

Ohne dass wir glücklich und zufrieden sind, werden wir Gott nicht finden. Je glücklicher wir sind, um so mehr sind wir in Harmonie mit der Schöpfung. Je friedlicher wir sind, umso klarer werden wir die Präsenz Gottes fühlen. Viel Wissen ist gut, aber nur die Anwendung, das Praktizieren dessen bringt dich weiter. Durch die regelmäßige Praxis gießt du Samen in dir, welche wunderbare Früchte hervorbringen werden. Der Same ist ein Abbild des Baumes obgleich er noch nicht wie ein Baum aussieht. Wir sind das Abbild Gottes.

Vergessen wir nicht dass alles was ist, von Gott kommt. Macht es daher Sinn Gott etwas zu schenken/opfern, was ihm ja schon gehört?

Ich denke dass der Vater die größte Freude hat wenn du ihm deine Aufmerksamkeit widmest in Form eines Gebetes oder Meditation und vor allem in Taten mit unseren Händen und Füßen welche im Sinne der Schöpfung sind.

Nachhaltig fruchtbar, voller LebensKraft zum Wohle aller Menschen. Selbstermächtigung, Verantwortung für unser Handeln übernehmen, sind dabei wichtige Faktoren.

Im Nachfolgenden eine Anrufung, welche ich gerne während des Laufens, Radfahrens oder vor Ritualen verwende um mich zu verbinden.

Oh großer Geist

Vater, Mutter, Gott

liebe Freunde und Familie in der geistigen Welt,

liebe Engel... und Erzengel... (genaue Aufzählung wen du meinst – Spirituelles Team)..., lieber Jesus Christus

Danke, dass Ihr da seid und uns begleitet und beschützt

Danke für die Heilung, die wir bekommen

und

für die Heilung, die wir weiter geben dürfen

Denn alles, was ich (wir) jetzt vorhabe(n), ist in Licht und Liebe gedacht

Sei gesegnet

Sei geheilt

Amen

Körperaustritt

Aus der Erfahrung eines aktiven Körperaustrittes, eines Erwachens für 30 Minuten. Meine Frau Elisabeth hat mich in dieser Phase energetisch gestützt. Die Verbindung zu meinem Köper ist dadurch nicht abgerissen. Seit dieser Erfahrung sehe ich das Leben mehr als Traum bzw. Film, als Möglichkeit, materielle Erfahrungen zu sammeln. Dieses Leben mit Körper ist nur ein Teil der Entwicklung.

Ich erfahre mich als Akteur und Regisseur in meinem Leben. Wenn du deinen Köper und deine Umgebung aus einer Perspektive wahrnimmst, welche nicht die ist, in welcher sich dein Köper gerade befindet, stellt das eine außergewöhnliche Erfahrung dar. Ein Beweis für mich, dass ich nicht der Körper bin, sondern reines Bewusstsein. Du kannst dich in der Astralwelt unbeschwert, aktiv, bewegen, Ausflüge machen. Über eine Energieschnur bist du mit dem Körper verbunden. Geht die Verbindung verloren, tritt der körperliche Tod ein. Mit dieser Erfahrung wird das materielle Leben spielerischer und freier. Ich gehe dadurch dem Trugbild der Materie nicht so schnell auf den Leim.

Wie viel Zeit wende ich für Materie auf, wie viel Zeit für mein wahres Selbst? Materie bleibt zurück, mein inneres Wachstum habe ich immer dabei. Alle Fähigkeiten, die du entfaltet hast, hast du immer dabei in der feinstofflichen Welt. Das Weiterentwickeln geht auch auf der anderen Seite spielerisch weiter. Glaube bitte nicht, dass du nach deinem körperlichen Tod „auf der anderen Seite" Fähigkeiten hast. Dort wo du jetzt in deiner Entwicklung stehst, was du dir jetzt erarbeitet hast, was sich bei dir entfaltet hat, das steht dir auch auf der „anderen Seite" zur Verfügung. Hochschwingende Menschen werden in einem hoch schwingenden Ressort Unterkunft finden nach dem körperlichen Tod.

Spirituelles Opening - inneres, geistiges Wachstum - Entfaltung ist mir ein wichtiges Anliegen und Triebfeder zugleich in meinem Leben.

Einen Körperaustritt über bewusstseinsverändernde Substanzen zu erzwingen, ist tunlichst zu unterlassen. Diese Trugbilder, Halluzinationen, haben nichts mit der Schöpfung zu tun, zerstören den Körper, lassen den Körper rasch altern. Alle Weisen und Sanften weltweit raten davon ab!

Wenn es vorgesehen ist, stellt sich ein Köperaustritt ganz natürlich von alleine ein. Handelt es sich um einen Köperaustritt wie beschrieben, ist dein Köper völlig gesundet und voller Kraft beim Wiedereintritt.

In Rahmen eines 48 Stunden Laufes in Köln 2001 bei ca. Kilometer 65 hat sich bei mir dieses „Phänomen" von alleine eingestellt. Mein Ego, mental und körperlich, war in Folge: Unterzuckerung, Unterkühlung, Hitze beim Start, tosendes Gewitter mit Abkühlung gegen Abend, eine übertauchte Verkühlung ist hochgekommen... auf einen Nullpunkt reduziert.

Als reines Bewusstsein ohne Körper beschleunigt sich dein Denken. Mit Denken in dem Sinn hat das dann nichts mehr zu tun. Das bremsende Gehirn fällt weg. Möchtest du etwas wissen, erhältst du umgehend die Antwort. Stellt du dir beispielsweise eine komplizierte Rechenaufgabe, weißt du sofort die Lösung. Der träge Denkprozess fällt weg. Eine wunderbare Erfahrung. In Ausnahmesituation im Leben ist das auch zu beobachten. Ich bin von einer Leiter aus 4 Meter Höhe gestürzt. Ein Bruchteil einer Sekunde vergeht. Ich könnte über diesen kurzen Zeitraum, was ich während des Sturzes gedacht habe ein Buch schreiben. Zeit und Raum haben sich aufgelöst.

Bei Medizinisches Qi Gong dehnen wir unser Bewusstsein als Übung bis zum Horizont aus, bis zum blauen Himmel. Im selben Moment ist mein Bewusstsein wieder in meinen Körper. Es geht darum, zu lernen (normalisieren), dass ich ganz bei mir bin oder meine Aufmerksamkeit/Bewusstsein außerhalb von mir lenke. Dasselbe erfährst du life bei einem Körperaustritt. Dein gesamtes Sein, als Du, ist dann tatsächlich genau an jenem Ort wo du sein möchtest. Wenn du das übst, beispielsweise beim Medizinischen Qi Gong, hast du großen Nutzen davon.

Eine halbe Stunde später – Körpereintritt: Kraft, Power, Enthusiasmus... Bis zum Schluss, zwei Tage später bei Kilometer 240 bin ich auf einer Energiewelle gesurft, welche im Vergleich zu anderen Ultras nicht abgerissen ist. Ich war am Schluss völlig entspannt, hatte keinen Muskelkater, keine Reizungen, keine Müdigkeit oder sonstige normale Erschöpfungserscheinungen, was bei Ultras üblich ist. Ich war beweglicher als vor dem Start. Bis zum Schlafengehen war ich 70 Stunden wach. Wacher als je zuvor. Ich habe diese Ausnahmenzustände beendet, da ich wusste, dass ich mich wieder in dieser grobstofflichen Normalität bewegen möchte. Ein Körperaustritt ist ein unspektakulärer, natürlicher, sanfter Vorgang. Ich bemerkte es erst, indem ich meinem Körper und meine Frau im Zelt aus einer Perspektive außerhalb des Zeltes sah. Über diese Erfahrungen zu schreiben, füllt ein weiteres Buch.

SIEBENTE WEISHEIT: FRIEDEN

- Liebe und Glück können sich entfalten, wenn wir in Frieden sind.
- In Frieden mit mir selbst, Seele - Geist - Körper,
- mit meiner nächsten Umgebung (Familie, Arbeit, Schule, Nachbarn, ...),
- mit Mutter Erde und
- der Geistigen Welt,
- mit den Kulturen/Völkern.

Nimm dir jeden Tag etwas Zeit, vielleicht vor dem Mittagessen, für eine Bewusstmachung einer dieser Friedensbetrachtungen.

ÜBUNG: EINFACHES FRIEDENS-VERGEBUNGS-RITUAL

Ho'oponopono – Resonanzprinzip

Vier Sätze in Meditation, welche viel bewegen, verändern, um Streit, Groll, Hass, Ungerechtigkeiten mit Personen aufzulösen, zu neutralisieren.

Obgleich ich womöglich der ungerecht Behandelte bin, ist meine Absicht, dass ich jeden Tag neutral in innerem Frieden beende. Ärger und Groll produzieren negative Energie in mir. Wichtig ist, dass beim Ho'oponopono jeder Satz ein Gefühl in dir auslöst und du es auch so meinst. Übung macht den Meister. Das Ho'oponopono können wir öfters wiederholen, bis wir ein tiefes Mitgefühl und Verständnis entwickelt haben. Durch Wiederherstellung des inneren Gleichgewichts sind kreative Lösungen möglich, die wir vorher gar nicht gesehen haben. Praktiziere es einfach, mit einer klaren Absicht, alles weitere stellt sich von alleine ein.

Bitte vergebe mir

Es tut mir leid

Ich liebe dich

Danke

ACHTE WEISHEIT: DREI WEGE

1) Sozialer Weg: Beteilige dich an sozialen Projekten. Du wirst dein Ego vergessen und für andere leben. Es hält dich jung und vital.

2) Selbstdisziplin: Falle nicht der Übermäßigkeit zum Opfer. Disziplinere dich selber – Selbstbeherrschung. Freue dich an allen Dingen, mache dich davon nicht abhängig.

Lerne, alles zu ertragen ohne dich dabei aufzuregen oder deine innere Ruhe, deinen innere Frieden zu verlieren. Gleich was kommt, bleib klar ausgerichtet auf das Gute.

3) Meditation: Ist uns während der Meditation der Atem noch bewusst, sind wir noch an das Körperbewusstsein gebunden. Wir können durchsichtiges Glas im Wasser nicht erkennen. Entfernen wir die Glasscheibe aus dem Wasser, kommt es dem gleich, wie wenn wir den Deckel der Unwissenheit lösen.

ÜBUNG: KRAFT DER DANKBARKEIT

Mach dir bewusst, wofür wir dankbar sein können. Licht, Strom, Maschinen, Nahrung, ein Heim...

ÜBUNG: ERSETZE MITLEID DURCH DIE KRAFT DES MITGEFÜHLS

Mitleid schafft Leid, macht etwas Kleines groß. Fühl dich in die Situation hinein und agiere.

ÜBUNG: HERZKRAFT

Dein Herz hat im Vergleich zum Gehirn ein 5000 mal stärkeres Magnetfeld. Lerne mit der Kraft deines Herzens zu arbeiten. *Siehe Kapitel II, Die Anweisung.*

ÜBUNG: VERGEBUNG - LOSLASSEN

Siehe auch Kapitel I, Einfaches Friedens-Vergebungs-Ritual und Kapitel III, 2. Prävention/Vorbeugung geistiger Disharmonien.

Übe dich im Vergeben und Loslassen. Groll, Hass, Eifersucht, Neid... vergiften dein Sein und blockieren den Fluss der Lebens-Kraft. Einfache Vergebungsmethoden helfen dir, den Groll loszulassen, wieder in Fluss zu kommen. Medizinisches Qi Gong oder Ama Healing sind ein wunderbares Training zum Loslassen und Aufnehmen von Energie. Bei regelmäßiger Praxis entfaltet sich ein wunderbares Lebensprinzip daraus.

Parabel: Wenn das Glas voll ist, können wir nichts mehr aufnehmen.

Möchtest du über eine Heilsession wieder in die Kraft kommen, ist ein ***Verzeihen – Loslassen***, in Frieden sein mit allem was ist eine wichtige Voraussetzung.

ÜBUNG: EINE GESUNDE WIRBELSÄULE

Für alle Übungen gilt: Regelmäßig und kurz ist besser als selten und zu lange. Während den Übungen atmen nicht vergessen.

Meine Lendenwirbelsäule (LWS) braucht seit meiner Jugend Aufmerksamkeit. Ich habe viele Jahrzehnte lernen dürfen, mich mit meiner LWS zu arrangieren. Hier einige Übungen für die Wirbelsäule, welche mir sehr gut tun.

Am Boden liegend, Oberkörper hoch drücken

Ich lege mich mit dem Bauch auf den Boden und drücke den Oberkörper mit der Kraft meiner Arme nach oben. Der gesamte

Körper bleibt dabei völlig entspannt. Nur die Arme drücken, alles andere bleibt entspannt. Es ist ähnlich wie bei der Kobrastellung beim Sonnengebet.

Wichtig ist aber wie schon angesprochen: Dass der gesamte Körper entspannt bleibt während des Hochdrückens. Bitte nur so weit hoch drücken, wie es angenehm ist. Der Nabel bleibt am Boden.

Habe ich meine LWS beleidigt, geht das gar nicht sehr weit. Ich bleibe für ein paar Atemzüge in der hoch gedrückten Position. Dann den Körper entspannen und ein paarmal wiederholen. Ergänzend arbeite ich gerne an den Fussreflexzonen der Wirbelsäule.

Nutze deine Schöpferkraft

Übung: Im Sitzen stellen ich mir vor, dass ein Lichtkanal durch meinen Körper strömt. Vom Kopf über meine Wirbelsäule durch mich hindurch. Ich verbinde mein Himmelschakra mit dem Erdchakra welches etwa 60cm unter meinen Füßen liegt. Die Hauptchakren liegen dazwischen.

Übung: Oder ich atme beispielsweise durch das Kronenchakra ein und durch diese Stelle der Wirbelsäule aus, welche Aufmerksamkeit benötigt.

Übung: Oder ich stelle mir die Bandscheibe vor, welche Aufmerksamkeit benötigt, und durchflute diese mit Licht und Liebe.

Gymnastikball

Ich lege mich gerne mit dem Rücken auf meinen Gymnastikball und bringe somit meine Wirbelsäule in ein Hohlkreuz. *Siehe Foto Rückenlagen auf Gymnastikball.*
Die Bandscheiben werden dadurch wieder in die richtige Position bewegt.

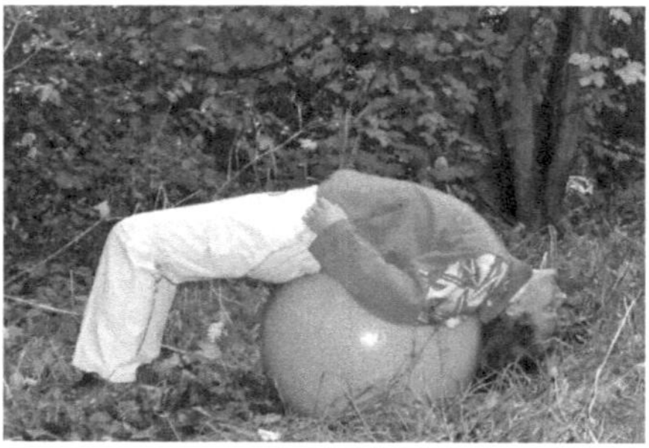

Rückenlagen auf Gymnastikball

Lege ich mich mit dem Bauch auf den Gymnastik Ball, bringe ich die Wirbelsäule, Arme und Beine in eine Horizontale. So dass du eine Wasserwaage darauf legen könntest. Dann ziehe ich gegengleich, also linker Arm und rechtes Bein heran und strecke sie wieder aus. Mache das ein paarmal und dann erfolgt ein Wechsel.

Sessel

Ich lege mich mit dem Bauch auf einen Sessel. Der Nabel ist etwa an der Sesselvorderkante. Die Füße hänge ich ein, damit ich das Gleichgewicht halten kann.

Ich bleib ein paar Atemzüge lang in der Horizontale. Dadurch entsteht in Rücken eine angenehme Spannung. Dann beuge ich den Oberkörper nach unten und entspanne mich. Nach der Erholungsphase nehme wieder Spannung auf, indem du den Oberkörper in die Horizontale bringst. *Siehe Foto Rückenlage auf Gymnastikball.* Wiederhole das ein paarmal. Den Oberkörper bitte nur in die Horizontale bringen, nicht höher. Eine wunderbare Rückenschulung.

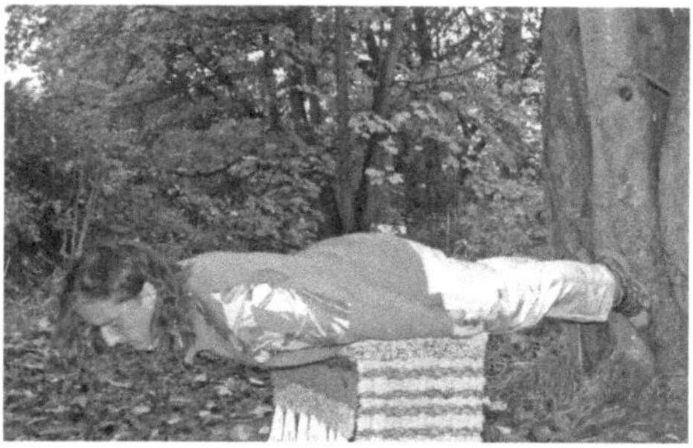

Bauchlage auf Gymnastikball

Kopfstand

Eine wunderbare Übung ist der Kopfstand. Das wussten nicht nur die Yogis, sondern wird in vielen Kulturen praktiziert. Er durchblutet und entsäuert das Gehirn. Er unterstützt unser Seh- und Hörvermögen.

Gerne verschränke ich die Füße während des Kopfstandes. Der Kopfstand hat wirklich einen wunderbaren körperlichen und geistigen Nutzen und lädt währenddessen zu kurzen Meditation ein. Regelmäßig Üben ist vorteilhafter als unregelmäßig zu lange Einheiten.

Armkreisen für Nacken und Schulter

Die letzten paar hundert Meter gehe ich nach dem Laufen aus. Ich hebe zwei Steine auf und beginne damit in allen möglichen Facetten die Arme zu kreisen. Ich wende während der Armübungen das Prinzip von La Chi an. Ausatmen - Loslassen, blauer Himmel, den Geist ausdehnen. Einatmen, aufnehmen, jede Zelle nimmt frisches Chi auf. Ein/Ausatmen koordiniere ich mit den Armbewegungen.

Sauna und Kneippen

Sauna, Biosauna, Dampfbad oder Infrarotkabine – hat eine sehr gute entgiftende Eigenschaft über die Haut und tut auch der Wirbelsäule sehr gut. Finde heraus, welche Form für dich die Beste ist. Eine Kombination mit Massagen und Kneippen bietet sich hier wunderbar an. Probiere auch mal ein Schwitzhüttenritual aus.

Barfuß gehen

Gehe unten ohne, so oft es dir möglich ist. 10-15 Prozent meiner Runden laufe ich in der warmen Jahreszeit barfuß. Ich ziehe einfach meine Laufschuhe aus und laufe unten ohne weiter. Es stärkt die Wirbelsäule, massiert die Fußsohlen, lässt einen bewusster auftreten. Barfuß gehen schafft eine starke Verbindung zu Mutter Erde – erdet uns. Verbrauchte, negative Energie fließt ab, neue frische Energie nehmen wir auf. Frische Luft und Sonnenlicht tun speziell in den Schuhen eingesperrten Füßen sehr gut. Barfuß Gehen auf einer noch mit Tau bedeckten Wiese am Morgen, ein Hochgenuss. Zuhause gehe ich meistens barfuß. Sollten deine Zehen von modernem Schuhwerk verkürzt sein, trainiere mit immer flacheren Schuhen. Sehnen dehnen sich, regenerieren sich wieder. Tu deiner Wirbelsäule etwas Gutes in dem du barfuss gehst.

NEUNTE WEISHEIT: DIE SCHÖPFUNG IST HARMONIE

Befinden wir uns in Harmonie mit der schöpferischen Quelle allen Seins, halten wir uns an die Regeln, geht es uns gut auf allen Ebenen. Übertreten wir kosmische Gesetze, fallen wir aus dieser Harmonie.

Gott ist die Ewigkeit selbst. Es wäre widersinnig zu glauben, dass man Gott durch 50 Jahre Meditation in einer Höhle bis ins letzte ergründen könnte. Regelmäßige Meditationen und Gebete bringen dich weiter. Machen wir nicht begrenzte Berge zu unserem Ziel, sondern streben wir nach höchster göttlicher Vollkommenheit. Wir sind ein Abbild Gottes. Jeder trägt den Funken Gottes in sich, wir sind heilige Wesen.

Was wir nicht durch fortgesetzte Bemühungen im eigenen Inneren finden, können wir auch nicht entdecken, wenn wir unseren Körper hierhin und dorthin bringen. Erst wenn der Mensch die geistigen Gesetze nicht mehr zu umgehen versucht, können wir unsere Intelligenz in die richtigen Bahnen leiten.

Das Göttliche verleiht sich Ausdruck durch körperliche und geistige Gesundheit.

Alle für dich extremen Maßnahmen bringen uns aus der Mitte. Das Werk der Ärzte besteht darin, mittels der durch Gott geschaffenen physikalischen Gesetze zu heilen.

Ich (Norbert O. M. Feilhaber) persönlich bevorzuge aus Eigenerfahrung die „Geistige Therapie" neben anderen Möglichkeiten.

Unser Körper ist ein trügerischer Freund

Geben wir ihm nur so viel Aufmerksamkeit wie notwendig ist:

Bewegung, biologische Nahrung mit LebensKraft, Wasser usw. Schmerzen sind vorübergehende Zustände. Bleiben wir gedanklich immer im Guten.

Machen wir es uns zur Gewohnheit, alle Gegensätze ruhig hinzunehmen, während wir gleichzeitig versuchen, uns ihrem Einfluss zu entziehen. Unser innerer Friede sollte nicht von äußeren Umständen abhängen. Glaube nicht, dass wir nur von Nahrung leben. Die Quelle allen Lebens hat die Nahrung erschaffen und uns den Appetit gegeben. Bilden wir uns bitte nicht ein, dass wir von Brot ernährt werden oder dass wir von Geld oder Menschen abhängig sind.

Können uns Nahrung, Geld, Menschen helfen, wenn Gott uns zu sich zurückholt?

Machen wir uns frei von übernommenen Glaubensmustern und erkennen wir die Zusammenhänge aller Dinge.

Die Seele, das Immerwährende, was uns Menschen ausmacht, muss sich nicht den Forderungen der Grobstofflichkeit unterwerfen.

Sei Kapitän auf deinem Schiff und unterwirf dich nicht dem Körper in Form von Süchten (Alkohol, Kaffee, Leckereien...). Lerne deine MitarbeiterInnen (Körper, Gedanken, Sinnesorgane, Emotionen...) gezielt einzusetzen und zu fokussieren. Lerne Energien zu lenken und nutze sie zum Wohle aller.

Ich möchte, dass in meinem Tempel nur heilige Wesen wirken. Völlerei, Süchte, Neid, Hass, Angst, Krankheit, negative Gedanken haben in meinem Tempel nichts verloren.

Hast du eine gute Verbindung mit der Schöpfung, besteht von ganz alleine, kein Interesse für niedrig Schwingendes. Umso niedriger du schwingst, unvorteilhafte Einflüsse zulässt, um so mehr besteht Interesse an Selbstzerstörung. Schüttle die Macht von Satan ab und öffne dich für die Wahrheit, Weisheit und für das Leben, für die Liebe. Im Reich der Engel der Erdenmutter hat Satan keinen Zutritt. Folgt den Engeln der Erdenmutter und ihren Gesetzen, dann wirst du frei und gesund sein. Unser physischer Körper, unser Blut, unsere Knochen und unser Fleisch stammen von der Erdenmutter. Die Luft, die wir atmen, stammt von der Erdenmutter. Erkenne deren heilsame Gesetze und binde sie in dein Leben ein, dann wirst du in deiner Kraft sein.

ZEHNTE WEISHEIT: UNSER GEIST IST EINE STARKE KRAFT

Unsere LebensKraft erschafft unseren Körper. Wir sollten danach trachten, unsere LebensKraft für unsere Lebenszeit vernünftig zu nutzen. Wirst du 100 Jahre alt, sollte nach 50 Jahren die Hälfte deiner LebensKraft genutzt sein. In unserem Kulturkreis ist zu beobachten, dass junge Menschen mit 30 Jahren ihr Konto bereits zu 75 Prozent geleert haben. Versklaven wir zudem die LebensKraft, machen wir sie abhängig von Äußerlichkeiten (wie Nahrung, Bequemlichkeiten,...) dann büßt die LebensKraft ihre Kraft ein und stellt ihre Arbeit ein. Auf Deutsch gesagt „haut sie den Hut drauf", mit der Folge: Burnout. Auch durch einen Klimawechsel (Urlaub) oder andere Veränderungen nimmt die LebensKraft ihre Arbeit nicht mehr auf. Unterstützen und mehren wir die LebensKraft täglich durch Nahrung mit LebensKraft, Fasten, Schweigetage, Meditation, Qi Gong, Yoga, achtsame Übungen, die Natur, Sonne, Wasser, Erde und Luft... nimmt die LebensKraft ihre Arbeit wieder auf. Wir sollten darauf achten, unseren Akku täglich zu füllen. Parabel Kapitän: Der Geist selbst ist nicht die Kraft. Der Geist ist das Medium, der Steuermann, welcher die Kraft – Mannschaft – stimuliert und lenkt, damit diese etwas für uns tut. Lernen wir mit unserem Geist zu kommunizieren. Der menschliche Geist ist ein wunderbareres Instrument, welches die Kraft lenkt. Jeder Mensch hat diesen Geist. Wir brauchen dieser Kraft nur Raum geben, damit sich diese vollends entfalten kann.

Kommen die Gedanken (Werkzeuge) zur Ruhe, entfaltet sich der Geist. Verknüpfen wir diese Kraft mit unserer Herzensqualität, eröffnet sich Raum für „Wunder“ *(siehe Kapitel II, Die Anweisung).*
Verbinde deinen Geist mit der Quelle allen Lebens.
Nicht der Geist ist die Kraft! Der Geist ist die Antriebsfeder für die Kraft. Um diese Kraft sinnvoll zu nutzen, damit gezielt zu arbeiten, dürfen wir lernen, Kapitän am Schiff zu sein. Ich bin nicht das Segelschiff (Körper-Tempel), sondern der Kapitän.

Die Mannschaft dieses Schiffes sind meine Gedanken und Informationen, welche mir meine Sinnesorgane vermitteln.

Ich bin nicht meine Gedanken. Das sind nur Werkzeuge, Hilfsmittel. Sie sollten das machen, was der Kapitän vorgibt.

Ich bin auch nicht der Geist. Der Geist ist auch nur ein Werkzeug, der etwas antreibt in mir.

EIN BEISPIEL FÜR GEISTHEILUNG SIND PLACEBOS

Placebos sind Scheinarzneimittel, die keine Wirkstoffe enthalten und somit auch keine Wirkung haben könnten.

Studien zeigen aber, dass Placebos in vielen Fällen mehr bewirken, heilen können, als Spezial-Medikamente. Wichtig ist noch, dass auf dem Scheinmedikament der Preis darauf steht, damit es besonders wirkt. Placebos – Wunderwasser – zeigen uns, was die Kraft in uns, die der Geist lenkt, bewirken kann. Was letztendlich eine wunderbare Darstellung von Geistheilung ist. Der Geist ist in dem Sinn nicht intelligent, er durchschaut nicht, dass es sich um ein Zuckerpräparat handelt. Wenn wir glauben, dass es sich um ein Spezialmedikament handelt, dann setzt die Kraft – der Geist – in uns alle Hebel in Bewegung, damit wir gesund werden. Wir können lernen, auch ohne Placebo diese Hebel umzulegen in Richtung Gesundheit.

Noch interessanter sind für mich Studien in welchen den Patienten mitgeteilt wird, dass es sich um ein Placebo handelt. Zudem steht es auch auf der Packung. Es wird aber auch vermittelt, dass dieses Placebo vielen Menschen in der gleichen Situation geholfen hat. Auch in diesen Fall ist zu beobachten, dass sich eine gesundheitliche Verbesserung einstellt.

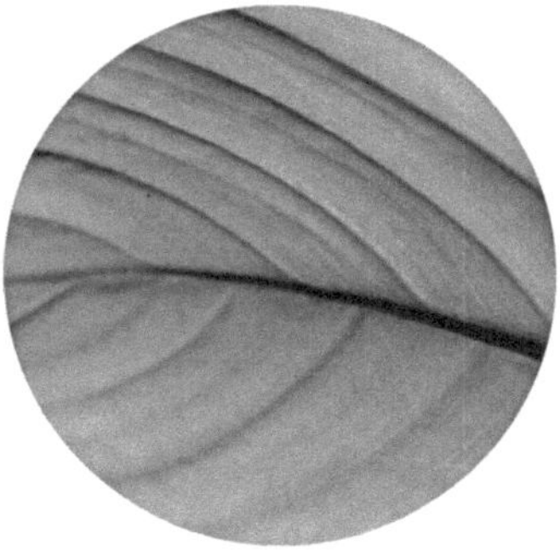

ÜBUNG: ENERGIE FOLGT DEINER AUFMERKSAMKEIT

Konzentriere ich mich auf mein Herz, möchte ich haben, dass meine Aufmerksamkeit sich ausnahmslos auf das Herz richtet. Was fühle ich in der Herzgegend, was spüre ich, was nehme ich wahr? Umso länger ich meine Konzentration aufrecht halten kann ohne dass Gedanken kommen, umso mehr bin ich Kapitän am Schiff. Durch regelmäßiges Praktizieren von Meditation, wenn wir uns auf Atem, Herz, Fußsohlen, Erden usw. fokussieren, schulen wir die Aufmerksamkeit und Konzentration. Viele vorteilhafte Effekte stellen sich ein.

Energie folgt immer unserer Aufmerksamkeit

Wir energetisieren Zonen – Bereiche –automatisch, auf welche wir unsere Aufmerksamkeit lenken.

Liegen diese Bereiche nicht in uns, verbinden wir uns über energetische Schnüre mit diesen Bereichen/Feldern und ziehen uns deren Eigenschaften – Energien – in unser Leben.

Richte ich meine Aufmerksamkeit auf mich, ist zum überwiegenden Teil die Energie bei mir. Jeder Mensch ist ein Minikosmos. Konzentrieren wir uns auf unsere Zentren, verbinden wir uns automatisch mit allem, was ist. Wir schöpfen Energie, wir laden uns auf. Wir finden alle Lösungen in uns.

Richten wir unsere Aufmerksamkeit nach außen, fließt Energie ab. In unserer Informationswelt ist unsere Aufmerksamkeit immer irgendwo, nur nicht bei uns, mit unvorteilhaften Folgen... Wichtig ist zu lernen, dass unsere Energie immer bei uns bleibt. Das ist besonders wichtig, wenn wir mit Menschen arbeiten. Das betrifft insbesondere alle Gesundheitsberufe, Lehrer, Beamte... Letztendlich jeden Menschen, welcher mit anderen Menschen in Austausch steht.

Vollbringen wir Arbeiten ungern, mit Widerwillen, kostet uns das enorm viel Energie. Verrichten wir Arbeiten mit Freude, bringt uns das Energie. Die Dinge in deinem Leben, die dir Freunde machen, alles was „dein Ding“ ist, sind der Grund deiner Inkanation. Mach es zu deinem Beruf. Du wirst hier erfolgreich sein!

Umso mehr Gegenwind der Drache auf den Weg deiner Berufung hat, umso besser kann der Drache steigen.

Vertraue auf die Schöpfung, auf die Ordnung, von welcher wir ein Teil sind. Verbinde dich bewusst mit dem Ausdruck der Schöpfung, täglich ... und lebe das, was dir Freude macht.

ELFTE WEISHEIT: SEELE

Die wahre Aufgabe der Seele ist es, sich hier auf der Erde auf höchstem Niveau zu kultivieren. Sich selbst zu erkennen. Gott als Schöpfer zu erkennen, ihn zu akzeptieren und zu lieben, Gutes säen und Gutes ernten, keinem Menschen auf der Erde einen Schaden zufügen, hilfsbereit, liebevoll, freundlich, herzlich anderen Menschen begegnen und das Beste auch für sie wollen und hoffen.

Der Ausdruck der Seele ist alles das, was die Quelle in sich birgt. Unsere Seele ist eine starke Kraft, die wir nutzen können. Sie ist weise und hat mehr Wissen gespeichert, als alle Bibliotheken zusammen. Dein erster und wichtigster Ansprechpartner ist immer deine Seele. Umso glücklicher du bist, umso besser bist du mit deiner Seele verbunden. Gestalte dein Leben in Freude und Liebe zum Wohle aller, dann gehst du den Weg deiner Seele, was der Grund deiner Inkanation ist. Möchte dein Ego etwas anderes als dein eigentliches Selbst, ist dein Seelenfrieden gestört. Langfristig fällst du aus der Mitte bis hin zu Symptomatiken als Reaktion zu der disharmonischen vorliegenden Situation. Fühlt sich deine Seele verstanden und du gehst deinen Seelenweg, lösen sich Symptomatiken rasch auf. *Siehe Kapitel VI, Geheimnisse.*

ZWÖLFTE WEISHEIT: IM TRANCE-ZUSTAND ENTFALTET SICH UNSER POTENZIAL

Sind wir immer hoch getaktet, die Hirnwellen liegen im überhöhten Beta-Bereich, läuft der „Motor" heiß, kann sich der Körper nicht gut regenerieren. Daher ist es wichtig, sich so oft wie möglich im Alpha-Bereich (leichter Trance-Zustand) zu befinden. Bewusstes Atmen, Meditation, Yoga, Musik, Freude, Lachen, Qi Gong... führen uns in den Alpha-Bereich, in einen leichten Trancezustand. Im Elektroenzephalogramm (EEG) werden die Gehirnströme, Frequenzen, in Hertz aufgezeichnet. Bei niedriger Hirnfrequenz sind wir leistungsfähiger, aufnahmefähiger, intuitiver und spontaner.

BETA-Gehirnfrequenz 14-30 Hertz

In Beta-Bereich findet das logische, rationale Denken statt, das unser Handeln, Ausführen steuert.

Ständig erhöhte Hirnfrequenzen machen auf lange Sicht krank

Nervosität, Konzentrationsschwäche, Stress und Angst liegen im überhöhten Frequenzbereich (Beta). Eigenschaften wie Zorn, leichte Reizbarkeit, Eifersucht, Groll, Hass, aufwühlende Emotionen, Unzufriedenheit mit allem und jedem, Missgunst... sind im erhöhten Frequenzbereich Beta anzutreffen. Epileptische Anfälle, Nervenzusammenbrüche liegen im überhöhten Frequenzbereich bis 80 Hertz/Sek. Im überhöhten Frequenzbereich ist kein besonnenes, rationales Denken mehr möglich.

ALPHA Gehirnfrequenz 8-13 Hertz

Der menschliche Geist ist im Alpha-Zustand (leichter Trance- Zustand) am aufnahmefähigsten, am leistungsfähigsten. Geistesblitze, Ideen, Lösungen entstehen in diesem Frequenzbereich. Das Genie agiert im Alpha-Bereich. Deine Intuition, dein Bauchgefühl ist in Alpha am stärksten ausgeprägt. Seele-Geist-Körper befinden sich im Gleichgewicht. Du fühlst dich wohl und entspannt. Du bist für liebevolles Agieren offen.

Am Morgen kurz nach dem Aufstehen und kurz vor dem Einschlafen befinden wir uns in Alpha. Bei routinierten, automatisierten Tätigkeiten wie z.B. im Sport, in der Arbeit, beim Autofahren, Musizieren u. v. m. befinden wir uns meist in Alpha. Das Zeitgefühl geht verloren, wir fühlen uns wohl und entspannt.

Die Gehirnfrequenz abzusenken ist in kurzer Zeit erlernbar

Der Prozess der *Selbstheilung* passiert im *Alpha- wie im Theta- Frequenzbereich von 5-7 Hertz.* Menschen werden daher in den künstlichen Tiefschlaf versetzt.

Ich habe gehört, dass gesagt ist: >Du sollst deinen Nächsten lieben und deinen Feind hassen.< Ich aber sage euch: Liebt eure Feinde, segnet, die euch fluchen; tut wohl denen, die euch hassen und betet für die, welche euch beleidigen und verfolgen, damit ihr Kinder seid eures Vaters im Himmel: Denn er lässt seine Sonne aufgehen über die Bösen und über die Guten und lässt regnen über Gerechte und Ungerechte. (Matthäus 5, 43-45); Parallelstelle (Lukas 6, 27-28. 35, Feldrede)

Kapitel 11

Weisheiten aus dem Neuen Testament

FRIEDE, LIEBE UND VERGEBUNG bilden den Kern der Lehren von Jesus Christus. Das Grundprinzip des Friedens und der Liebe ist wesentlich mehr als ein Ideal. Bei genauer Betrachtung ist es die Offenbarung Gottes in seiner Schöpfung.

Das Universum wird durch das Spiel von Positiv und Negativ, der Dualität geformt. Die Wirkung des Negativen besteht darin zu trennen, zu täuschen, zu verschleiern. Feindseligkeit, Kriege Disharmonie und Blockaden manifestieren sich in Angst und Krankheit, Unwohlsein.

LIEBE hingegen ist die Anziehungskraft des GEISTES, um Einheit, Fruchtbarkeit, Klarheit, Lebensfluss, Harmonie und Gesundheit zu schaffen.

Wenn Menschen lernen, die Schwingungskraft göttlicher Liebe und LebensKraft bewusst zu lenken, wird die Macht – Kraft – Schwingung des Negativen neutralisiert. Hass, Neid, Zorn, Rache, Suchtverhalten sind Abkömmlinge der negativen Kraft/Schwingung, sie verstärken und mehren das Unvorteilhafte. Schöpfen wir als Schöpfer mit unseren Worten und Gedanken Liebevolles, dann nähren wir das Gute in uns und außerhalb von uns. Wir verbinden uns automatisch mit den guten, positiven Feldern, welche auf uns wirken. Gott hält seine Arme für uns offen. Nur haben wir keine Zeit für Gott. Durch Liebe lockt uns Gott zu sich zurück. Mit den simplen Worten „Liebt eure Feinde" macht Jesus die Menschen aufmerksam, Gott bei seinem göttlichen Plan zu helfen. Wir sollen nicht nur den Nächsten bedingungslos lieben, sondern auch unseren Feinden einen Platz in unserer Liebe einräumen.

Alle Menschen tragen in gleicher Weise den göttlichen Funken in sich. Gott in Freund und Feind zu erkennen, zeugt von geistiger Verwirklichung und Weisheit. Ab der Verwirklichung nehmen wir Gott – die eine Liebe – überall wahr: in den Pflanzen, in den Tieren und in jedem Menschen.

Es genügt nicht, die Allgegenwart Gottes nur durch das offenstehende Tor der Freundschaft zu erkennen. Die Herausforderung für Gottessucher und Lichtarbeiter liegt darin, die schwarze Wand des Hasses zu überwinden, und die Gegenwart Gottes in den Herzen von Feinden zu erkennen.

Wir müssen keine nähere Beziehung mit unseren Feinden pflegen. Besser ist es, sie aus der Entfernung zu lieben. Aber auf alle Fälle unsere Beziehung zu ihnen zu neutralisieren. *Siehe Kapitel I, Übung: Einfaches Friedens-Vergebungs-Ritual.*

Geben wir jede Art von Hass und Feindseligkeit auf, die uns selber vergiftet und schadet. Gott ist Ordnung. Mit guten Wünschen und Liebe können feindselige Personen ihre unvorteilhafte Haltung nicht aufrechterhalten. Negativ orientierte Menschen zu lieben und zu segnen ist gleichbedeutend, ein gutes Beispiel zu geben.

Wenn Jesus sagt: >Tut denen Gutes, die euch hassen< ist gemeint, dass wir tatsächlich etwas aktives, grobstofflich Gutes tun sollen. Frei von Selbstherrlichkeit, abseits von Almosen. Möchten wir Gott erkennen, dürfen wir lernen, tugendhafte wie unvorteilhaft orientierte Menschen zu lieben so wie Gott selber. Denn Gott vernachlässigt keines seiner Kinder. Eine dunkle Oberfläche kann nicht so viel Licht reflektieren wie ein Diamant. Menschen mit dunkler Gesinnung reflektieren Gott nicht in derselben Weise wie tugendhafte Menschen.

Schaffen wir keinen Frieden in uns und mit unserer Familie, mit den Kulturen, kann die Liebe Gottes nicht gut durch uns strömen. Wir blockieren uns selber. Worüber denke ich? Worüber spreche ich? Welche Glaubensmuster habe ich übernommen? Möchten wir uns entfalten, ist Gedankenhygiene unabdingbar. *Siehe Kapitel I, Übung Gedankenhygiene.* Gedanken und Worte mögen Schöpferkraft in sich bergen.

Worte des Propheten Mohammed: Keiner unter euch darf sich gläubig nennen, solange er seinem Bruder nicht das wünscht, was er für sich selber verlangt.

Im jüdischen Talmud: Was dir abscheulich erscheint, tu deinem Nächsten nicht an.

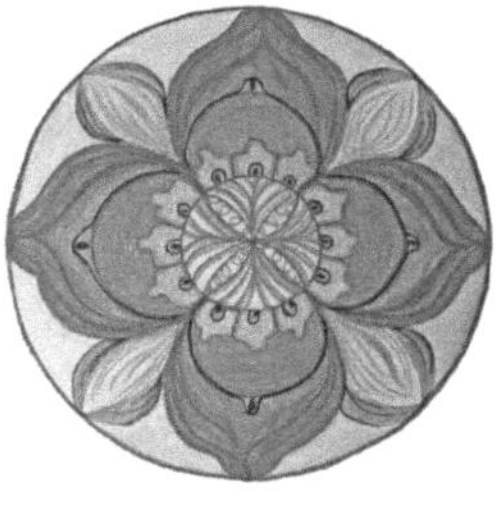

Der Spielraum für Eigeninterpretationen ist groß. Für mich geht ganz klar hervor, dass der bedingungslose Frieden und Liebe zu allen Menschen gemeint ist und mehrfach begründet ist, unabhängig von konfessioneller Zugehörigkeit oder kulturellen Unterschieden.

Denn wenn ihr die liebt die euch lieben, was werdet ihr für Lohn erhalten?

Tun nicht dasselbe auch die Zöllner ?

Und wenn ihr eure Brüder nur grüßt, was tut ihr mehr als andere ?

Tun das nicht auch die Zöllner ?

Darum sollt ihr vollkommen sein, gleichwie euer Vater im Himmel vollkommen ist. (Matthäus5, 46-48); Parallelstelle, Lukas 6, 32-34.36 Feldrede;

7-FACHER FRIEDEN

Ganz besonders kommt das für mich im 7-fachen Frieden der Essener zum Ausdruck. Jesus Christus war selbst ein Essenermeister. Auch in der Bergpredigt finden wir klare Hinweise.

- Friede mit mir selber, uns annehmen wie wir sind, feinstofflich wie grobstofflich,
- Friede mit unserem Geist,
- Friede mit den Kulturen,
- Friede mit der Familie,
- Friede mit der Menschheit – sozialer Friede,
- Friede mit der Erdenmutter-Natur,
- Friede mit dem Himmelvater-Kosmos.

Die höchste Kraft unseres Gedankenkörpers ist die Weisheit. Die höchste Kraft unseres Gefühlskörpers ist die Liebe. Ohne den allumfassenden Frieden werden wir diese Tugenden nur schwerlich entfalten können. Ohne den Frieden, welcher die Voraussetzung für Liebe ist, wird das, was im Buddhismus als Erleuchtung bezeichnet wird, unter „ferner liefen" bleiben.

TUT BUSSE UND GLAUBT AN DAS EVANGELIUM

Evangelium bedeutet gute Botschaft - Nachricht. Im Sprachgebrauch von Jesus bedeutet es die „Offenbarung der Wahrheit".

Die Bedeutung von **Buße** ist, dass wir unsere nach außen gerichtete Aufmerksamkeit, unser Bewusstsein, von der materiellen Welt, der Verehrung der Materie nach innen richten mögen, auf unser eigentliches Sein, unsere Essenz.

Im Englischen wird das Wort „repent" verwendet, was „bereuen" bedeutet. Repent stammt aus dem Lateinischen „paenitere" und bedeutet „bereuen".

Im englischen Neuen Testament wird das Wort „repent" mit dem ursprünglichen Wort aus dem Griechischen übersetzt metanoein - Metanoia.

Das ist die aus dem Griechischen stammende Bezeichnung für Sinnesänderung. Das Neue Testament wurde in Altgriechisch verfasst.

Im religiösen Sinn ist gemeint: Die Hinwendung zur Schöpfung, den Regeln der Schöpfung nachkommen. Wie kann sich Leben entfalten und was braucht es dafür. Wenn Energie fließt, entfalten sich: Wachstum, Gesundheit, Gutes usw. Das alles kommt von Gott. Wir sind ein Abbild Gottes. Wir können Energie zum Fließen bringen.

Mit Buße ist der Beginn eines neuen Lebens gemeint. Ziel ist die Hinwendung zum Guten, zu Gott. Gemeint ist eine Umkehr des Denkens, eine Veränderung des Verhaltens aus einer inneren Freude heraus in allen Lebensbereichen.

Im Christentum führt Buße über die Erkenntnis der eigenen „Schuld". Mit „Schuld" ist gemeint, sich vom Guten, der Lebens-

Kraft, Schöpfung - Gott - abgewandt zu haben, was auch gleichbedeutend „Sünde“ ist. Eine Zuwendung zum Guten - Gott - ist jederzeit möglich. Dafür ist keine Leistung im Sinne einer abzutragenden Schuld oder „Strafe“ nötig. Wenn die Abwendung vom Lebensfluss zu unvorteilhaften Veränderungen im eigenen Leben führt (Krankheit - Lebenssituationen) ist jederzeit eine Zuwendung zum Lebensfluss, zum Guten möglich. Die „Schuld“ wird einem dann vergeben, ohne Gegenleistung. Gesundheit stellt sich ein, Lebensbereiche harmonisieren sich.

Wichtig ist mir an dieser Stelle mitzuteilen, dass mit „Schuld“ die Abweichung von der Schöpfung, wie die Schöpfung, das Leben funktioniert, gemeint ist.

Als „logische Folge“ stellt sich bei der Abweichung vom Guten, von der Ordnung, den Regeln Unvorteilhaftes ein. Also nicht als Strafe, sondern als Folge. Das Universum funktioniert nach dem Prinzip Ursache und Wirkung. Wenn du aufhörst klares Wasser zu trinken, wirst du verdursten oder die Folgen tragen. Du verdurstest nicht als Strafe, sondern als Folge deines Tuns.

Jesus hat gemeint, dass wir den Großteil unserer Aufmerksamkeit in entgegengesetzte Richtung vom Mainstream - der Materie -bewegen, lenken mögen und von einem entgegen gesetzten Blickwinkel betrachten mögen.

Wir mögen uns an der Materie erfreuen, aber uns nicht abhängig davon machen. Unser Leben, unsere LebensKraft nicht für das Vergängliche - die Materie - aufopfern. Wir mögen von der sklavischen Verehrung der Materie ablassen.

Jesus bat die Menschen nicht nur, an seine Botschaft zu glauben, sondern Vertrauen in die göttliche Offenbarung zu haben. Jesus hat nichts Neues gebracht, sondern das, was schon immer war, beleuchtet. Wir dürfen unsere Glaubenssätze, Gewohnheiten, die für uns „normal sind“, überdenken. Verhaltensgewohnheiten, Ernährungsgewohnheiten, was wir denken, wohin wir unsere Aufmerksamkeit lenken...

Wir können unseren Geist nur dann von der Materie abwenden und auf das Gute - Gott - lenken, wenn unsere Lebensenergie und unser Bewusstsein eine Umkehr (Buße) erfahren haben. Oft ist ein energetischer Impuls für die Umkehr der Auslöser.

Wir mögen uns über die Materie erfreuen. Machen wir uns von der Materie nicht abhängig, nutzen wir sie nur.

Der wichtigste Maßstab für die „Wahrheit“ sind keine inspirierenden Texte und Verse, sondern die eigene Erkenntnis.

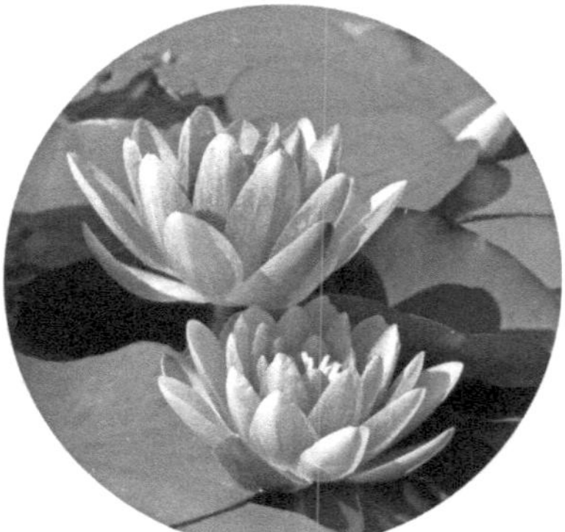

Am Abend, als die Sonne untergegangen war, brachte man alle Kranken und Besessenen zu Jesus. Die ganze Stadt war vor der Haustür versammelt und er heilte viele, die an allen möglichen Krankheiten litten, und trieb viele Dämonen aus. Und er verbot den Dämonen zu reden; denn sie wussten, wer er war.

Aufbruch aus Kafarnaum.

In aller Frühe, als es noch dunkel war, stand er auf und ging an einen einsamen Ort, um zu beten. Simon und seine Begleiter eilten ihm nach, und als sie ihn fanden, sagten sie zu ihm: Alle suchen dich. Er antwortete: Lasst uns anderswohin gehen, in die benachbarten Dörfer, damit ich auch dort predige; denn dazu bin ich gekommen. Und er zog durch ganz Galiläa, predigte in den Synagogen und trieb die Dämonen aus. Das Evangelium nach Markus 1, 32-39

UNREINE GEISTER

In der modernen Zeit spotten so manche über die Annahme, dass Menschen von unreinen Geistern – Teufeln – besessen sein könnten. Solche Aussagen werden als Aberglauben zurückgewiesen. Zweifellos gibt es Glaubensrichtungen/Praktiken, deren Handlungen als Aberglauben bezeichnet werden können. Das Geschäft mit Angst und Negativmeldungen ist sehr profitabel, bis heute. In vergangenen Zeiten, als offenes Feuer und Kerzenlicht vorherrschten, gab es Teufel in Hülle und Fülle. Im Zeitalter der Elektrizität, Telekommunikation, Satellitenübertragung scheint es, dass sich die Teufel verflüchtigt haben.

Viele Krankheiten, welche von der modernen Schulmedizin verstanden werden, wurden früher als Besetzung von unreinen Geistern angesehen. Dennoch können Menschen berichten, dass sie tatsächlich von unreinen Geistern besetzt waren.

Fälle von Besessenheit können falsch diagnostiziert werden als hysterische Anfälle, Halluzinationen oder Geistesgestörtheit. Umgekehrt werden Fälle von Spiritisten als Besessenheit beschrieben, obgleich eine psychische Erkrankung vorliegt. In der EU arbeiten beispielsweise in England Psychologen und Geistheiler als Team zusammen. Obgleich es öfters vorkommt, dass Geistheiler Klienten zum Psychologen überweisen als umgekehrt. Der Psychologe wie der Geistheiler hat seine Methoden, um festzustellen, worum es sich genau handelt.

In den meisten Fällen handelt es sich um psychische Wahnvorstellungen, welche von unvorteilhaften Kräften hervorgebracht werden.

Eine körperliche, geistige und spirituelle Heilung ist immer möglich wenn göttliche Kraft eingesetzt wird, um unreine Geister aus der dreifachen Natur des Menschen zu vertreiben.

Was sind unreine Geister? Normalerweise geht die Seele nach dem körperlichen Tod in die astrale Welt. In dieser gibt es hohe und niedriger schwingende Sphären. Eine Seele, die niedrig schwingt, kann nicht in eine hoch schwingende Sphäre gelangen.

Es gibt Seelen, die durch ihre stark anhaftende Bindung an die Materie, weltliches Verlangen, an die Erde gebunden sind. Sie vagabundieren durch den Raum und sehnen sich danach, wieder einen Körper zu haben, damit sie ihrem Verlangen nach Sinnesvergnügungen frönen können.

Solche Wesen sind normalerweise harmlos. Dennoch kann es sein, dass vagabundierende Seelen vom Körper und Geist eines gefährdeten Menschen Besitz nehmen. Ein nicht abgesperrtes Auto bei dem der Schlüssel steckt, ist für so manchen eine Einladung um es in Besitz zu nehmen. Genauso sind solche unbewachte „Transportmittel“ attraktiv für unreine Geister.

Ungeschützt sind wir wenn unsere Aura dünn und löchrig ist infolge Einnahme von bewusstseinsveränderten Substanzen jeglicher Art wie Drogen, Alkohol auch Medikamente... Bei Narkose oder Ohnmacht, wenn das Bewusstsein ausgeschaltet ist.

Oder wenn wir uns besonders erschrecken bis hin zu Schockzuständen beispielsweise bei einem Verkehrsunfall. Lange Trauer macht uns anfällig.

Immer wenn wir über einen langen Zeitraum niedrig schwingen, können wir davon ausgehen, dass wir blinde Passagiere an Bord haben. Was aber keine Tragik ist. Wenn uns die Parameter bekannt sind, können wir gegenwirken. Meine Absicht ist, nur heilige Wesen an Bord zu haben!

Im Haus meines Vaters gibt es viele Wohnungen. Das Evangelium nach Johannes, Kapitel 14, 2.

Im Haus meines Vaters gibt es viele Wohnungen. Es wird uns vermittelt, dass es im „Himmel" viele unterschiedliche Ressorts/Unterkünfte gibt. Je nachdem wie wir uns entwickelt haben – schwingen, werden wir im Himmel unseren Platz finden. Verlassen wir diesen Körper, geht die Entwicklung weiter.

Unreine Teufel welche Jesus ausgetrieben hat, waren wie schon angesprochen Astralwesen unter den vagabundierenden Seelen, welche zu Lebzeiten Mörder, Kriminelle, skrupellose, bösartige Menschen, den Süchten verfallene Menschen waren, die andere missbraucht haben. Diese Menschen haben sich vor ihrem Tod nicht von ihren Eigenschaften und Neigungen lösen können. Diese Astralwesen suchen sich ähnlich schwingende Menschen, bzw. werden sie von diesen angezogen. So wie in der Nacht Insekten vom Licht angezogen werden.

Wenn es zu Lebzeiten auf der Erde viele Menschen mit unvorteilhaftesten Eigenschaften gibt, warum sollte das dann in der feinstofflichen Welt anders sein?

Eine Seele, welche zu Lebzeiten positiv gewirkt hat, betritt nicht die dunklen, niedrig schwingenden Sphären der Astralwelt, sondern die hoch schwingende Welt des „Himmels".

Niedrig schwingende Seelen können niemals in einen Menschen eindringen, welcher von intelligentem Denken, starker Willenskraft und hoher Schwingung ist.

Kommunikation mit Geistwesen

Wichtig ist, sich nie in einen negativen, leeren geistigen Zustand zu befinden, um mit feinstofflichen Wesen zu kommunizieren. Das stellt eine Einladung für vagabundierende Seelen dar, die ein „Transportmittel" suchen. Ist deine Schwingung niedrig, kannst du nicht mit einem hoch schwingenden Wesen kommunizieren. Es wird sich ein niedrig schwingendes Wesen melden. Vielleicht als Erzengel ausgeben...

Hoch schwingenden Menschen können nie besetzt werden. Über eine geeignete Anrufung können wir mit heiligen Seelen kommunizieren. *Siehe Kapitel I, Spirituelles Team, Anrufung.* Meditieren wir über Gott, können wir uns sicher sein, dass wir vor niedrig schwingenden Astralwesen geschützt sind.

Negative Bakterien, eine Vielzahl von Krankheiten, negative Gedanken und unvorteilhaftestes Verhalten und Leidenschaften können durch die Kraft des Negativen im Geist und Körper des Menschen Fuß fassen. Der Mensch wurde nach dem Abbild Gottes geschaffen. Nur wenn er durch seine menschliche Verwundbarkeit den Impulsen negativer Kräfte unterliegt wie Neid, Zorn, Geiz, Habgier, Selbstsucht, Suchtverhalten usw. dann überschattet diese die Klarheit und Reinheit der menschlichen Seele.

Gott, das Gute, die Ordnung ist immer in jedem Menschen zugegen, aber auch das Negative, das Satan zugeordnet ist. Es liegt an uns, uns KLAR auszurichten, welchen Weg wir gehen möchten und diesen Weg zu reflektieren. Sind mein Denken, mein Handeln, meine Reaktionen in Situationen dem Guten der Schöpfung, der Ordnung zuzuordnen?

Sind Menschen von beispielsweise chronischen Krankheiten oder negativen Süchten - Leidenschaften - Angewohnheiten oder spiritueller Unwissenheit - betroffen, spiegelt sich darin der Geist des Negativen - Luzifer. Mit Entschlossenheit - Clearing - darf dieser Geist, diese Spiegelung unterbrochen - verabschiedet werden.

Im Ablehnen, Abweisen vom Negativen, im Nein sagen dazu sind wir Menschen allmächtig, da kann sogar Luzifer nichts erreichen bei uns. *Siehe Kapitel II, Allmächtig.*

BESESSENHEIT

Fremdenergie: Ich bezeichne harmlose, körperlose Seelen, meist Verwandte... als Fremdenergie, welche uns beeinflussen, um ihre eigenen Interessen zu verwirklichen.

Abhilfe schafft: Entscheide dich klar was du in deinen Leben erreichen möchtest. Welchen Weg gehe ich? Teile mit, dass du deinen Weg gehst und nicht mehr den Weg Generationen vor dir. Das du nicht bereit bist den „Rucksack" Generationen vor dir zu tragen, nicht bereits bist, Interessen deren zu erfüllen.

Unreine Geister: Jesus bezeichnet unreine Geister (Teufel), als körperlose Seelen, welche im Leben Mörder, Kriegsverbrecher, üble - skrupellose - Menschen waren und von einem Menschen Besitz genommen haben.

Ich verwende den Begriff „unreine Geister" ebenfalls für diese Art von niedrig schwingenden Seelen. Wichtig ist noch zu verstehen, dass ein Besetzter - Besessener - Mensch für uns nicht „ansteckend“ ist. Ein oder mehrere Clearings verschaffen Abhilfe. Der Lebenswandel des Geistheilers und Klienten sind dabei entscheidend. Über ein respektvolles Clearing zu schreiben füllt ein weiteres Buch, daher nur ein paar Impulse dazu in diesem Buch.

Dämonen: Noch nicht gesprochen haben wir von schweren negativen Energien, welche als „Dämonische Kräfte“ bezeichnet werden. Dieser Fall kommt so gut wie nie vor.

Konfessionen sprechen nicht von Clearing, was ein respektvoller aber eindringlicher Akt ist, sondern von Exorzismus. Exorzismen sehe ich als Atombombe, mit welcher auch auf Spatzen geschossen wird. Kirchliche Organisationen unterscheiden nicht zwischen harmlosen und massiven Anhaftungen.

Einen Exorzismus oder eine spezielle Form des Clearings würde ich in dem Fall als angebracht sehen, wenn es sich um schwerste Anhaftungen handelt. Jesus hat den unreinen Geistern und Dämonen zu gehen befohlen und das war es auch schon. Bitte nur kein „Theater machen“, wenn es um die Verabschiedung von Geistwesen geht.

Obgleich über Exorzismus viele Bücher geschrieben und Filme gedreht werden, ist mir diese Form von Besetzung noch nie untergekommen. Letztendlich befreit bei dieser schwerwiegenden Form der Besetzung die Geistige Welt welche angerufen wird. Daher ist eine stabile Verbindung zu dieser notwendig. Meist sind mehrere Exorzismen (Sitzungen) erforderlich.

Mit Exorzismus wird nach meiner Beobachtung in Form von Büchern, Ausbildungen, Filmindustrie, gut bezahlten Ämtern, Sitzungen usw. ein Business betrieben.

Werden Wesenheiten von einem hoch schwingenden Medium, welches in Verbindung mit der hoch schwingenden geistigen Welt steht, aufgefordert zu gehen, dann gehen sie. Der Lebenswandel – die Ausrichtung des Mediums ist entscheidend. Niedrig schwingende Energien ertragen keine hoch schwingenden Energien. Dort wo Licht ist, muss die Dunkelheit gehen.

Die Kraft Gottes/Liebe kann nur über ein Medium fließen, welches Liebe ist. So wie Strom nur über einen guten Leiter fließen kann. Das ist entscheidend für ein Clearing (Befreiungsarbeit). Im speziellen wenn es sich um unreine Geister handelt.

Lasst euch bitte von niemandem verunsichern oder einreden, dass ihr eine Besetzung habt!

Wir sollten uns mit dieser Thematik gar nicht befassen, sondern unsere Lebenszeit dem Licht, dem Guten, der Schöpfung zuwenden. Unsere Schöpferkraft und Kreativität nutzen und einsetzen um den Weg der Liebe auszubauen. Friede, Liebe und Vergebung bilden den Kern der Lehren von Jesus Christus. Beschäftigen wir uns mit der Wahrheit, mit dem Immerwährenden. Viele Themen lösen sich dann von alleine auf. In einem hoch schwingenden Menschen können keine tief schwingenden Geister/Energien hausen. Dort, wo Zweifel und Angst vorliegt, schon.

Die Macht von niedrig schwingenden Energien liegt darin, den Menschen zu überzeugen/täuschen, dass er viel glücklicher ist, wenn er dieses oder jenes tut oder hätte. Solange du auf solche Spiele/Angelhacken nicht eingehst/anbeißt, nein sagst, ist die andere Seite machtlos. Lehne den Einfluss ab!

ALLMÄCHTIG

In dieser Ablehnung, NEIN, will ich nicht, gehört nicht zu mir, ist nicht im Sinnes des Guten, sind wir Menschen allmächtig.

Es gibt einen Kampfsport, da ölen sich die Kontrahenten ein und ringen fast nackt. Die Herausforderung liegt darin, dass man den Gegner nicht packen/greifen kann, da er einem wie ein rutschiger Aal aus den Händen gleitet. Wenn ihr „Nein" sagt, „gehört nicht zu mir, kommt nicht von der Quelle", seid ihr eingeölt. Im Nein sagen, in der Abweisung des Unvorteilhaften sind wir allmächtig.

Hängt ihr euch Bänder um den Hals, klammert sich symbolisch gesprochen das Böse fest. Tür und Tor stehen offen.

Setze, wie im Punkt Gedankenhygiene beschrieben, nichts Negatives hinter die Worte „ICH BIN". Ich bin krank. Mir geht es schlecht. Ich habe eine Belastung usw. Das wäre bereits eine klare Einladung für das Unvorteilhafte. Damit hast du dir Ketten freiwillig aus Gewohnheit, nie überdacht, um den Hals gelegt!

So wie Jesus werden auch wir versucht, was auch gut ist, um Standfestigkeit zu zeigen. Es hängt von uns selbst ab, wofür wir offen sind. Daher empfehle ich, Gedankenhygiene zu praktizieren.

Trainiere dein Unterscheidungsvermögen

Was kommt von der Quelle und was nicht. *Siehe Kapitel I, Übung Gedankenhygiene.* Gäbe es die „andere Seite" nicht, könnten wir das Licht, das Gute nicht erkennen. So hat alles seinen Sinn in der Schöpfung. Beschäftigst Du dich mit der anderen Seite, nährst du diese mit deiner LebensKraft und ziehst dir die negativen Parameter wie ein Magnet in dein Leben. Daher meine Empfehlung: Beschäftige dich mit dem Guten!

SÜNDE

Sünde ist die Abkehr vom Guten, vom dem wie Energie fließen kann, sich Leben und Harmonie entfaltet. Verstoßen wir gegen geistige, spirituelle oder körperliche Gesetze, öffnen wir Tür und Tor für das Unvorteilhafte, wodurch Krankheiten eintreten können.

Das negative Laster versucht sich als Wolf im Schafspelz beim Torwächter der Vernunft vorbeizuschleichen und betritt auf diese Weise unseren heiligen Tempel. Haben wir einmal gehandelt, gibt es keine freie Wahl mehr, was die Folgen betrifft. (Ursache - Wirkung)

Jedes Mal, wenn wir in Versuchung geraten, unvorteilhaft zu handeln, sollten wir uns erinnern, dass wir nicht nur von unseren eigenen Gedanken in Versuchung geführt werden, sondern auch durch negative Schwingungen/Spiegelungen - Satan. Wir dürfen es mit unserem freien Willen absolut ablehnen, mit dem Bösen zusammenzuarbeiten, was uns letztendlich zerstören würde, uns rasch altern ließe, seinen Tribut fordern würde. Steter Tropfen höhlt den Stein. Nicht der Teufel ändert sich, sondern wir ändern uns. Daher ist es so wichtig, sich KLAR auszurichten um zu erkennen, was im Sinne der Schöpfung ist und was nicht.

Darum sagt Jesus: „Weiche von mir Satan“

Lukas 4, 1-2.8

Jesus wurde 40 Tage in der Wüste vom Teufel versucht. Als die negative Kraft Jesus das Reich vergänglicher Materie zeigte, welches sein eigen sein sollte, wenn er die Illusion anbeten würde. Jesus ging siegreich aus den Versuchungen hervor, was ihn zu einem leuchtenden Beispiel für uns macht.

Der Mensch wird von Krankheit und Unvorteilhaftem heimgesucht, da er vergessen hat, dass er ein vollkommenes göttliches/geistiges Wesen ist. Wir legen all zu oft unseren Fokus auf die unvollkommene, vergängliche, menschliche Natur (Körper).

Zweifel, negative Gedanken, blockieren den Fluss und die Aufnahme der Heilenergie in uns. Qi Gong, Yoga, positive Gedanken, Gebete, Visualisierungen, Willenskraft, Frohsinn, Lachen... regen den Fluss und die Aufnahme von Heilenergie an, welche wiederum den Selbstheilungsprozess unterstützt.

Essen wir Fleisch, werden Seelenanteile und Leid des Tieres aufgenommen. Trinken wir vergorene Säfte - Alkohol - schädigt das langfristig nicht nur unseren Körper, sondern auch unsere Aura. Unsere Schwingung nimmt ab. Was eine Einladung für niedrig schwingende Energien/Wesen ist. Dasselbe Bild stellt sich bei jeglicher Form von Drogenkonsum ein. Nehmen wir Medikamente, ist es wichtig die Eigenschwingung gezielt anzuheben, die Chakren aufzuladen und die Aura zu stärken.

Reflektiere, was du denkst und was du tust, wie du zu Situationen stehst. Denke dir: Wie würde z.B. Jesus in dieser Situation reagieren und handeln? Handle so!

Setzen wir eine klare Absicht, welche wir durch unser Tun unterstützen beispielsweise in Form von einfachen Ritualen, Förderung von gesunden Lebensgewohnheiten, Nahrung mit Lebens-Kraft, Fasten, Bewegung in der Natur, tägliches Aufladen mit Energie.

TAUFE

Ich habe viele Male auf die Vorzüge des Wassertrinkens nach dem Aufstehen und dem Duschen oder Schwimmen nach dem Wassertrinken hingewiesen, was wir täglich praktizieren sollten. In Anschluss daran eine Meditation. Sehen wir das Wassertrinken und das Duschen danach als eine Taufe.

Praktizieren wir dieses simple Ritual täglich, werden wir die Kraft und das Wohlempfinden durch diese „Taufe“ spüren. Praktizieren wir diese Reinigung in einem heiligen See oder Fluss oder einen anderen hoch schwingenden, natürlichen Gewässer werden wir uns gestärkt und gut fühlen. Die Wassertaufe, ein altes heiliges Ritual, bewirkt nicht nur eine energetische Reinigung des Körpers, sondern auch des Geistes.

Förderlich ist es, sich immer wieder mit spirituellen Texten und Unterweisungen auseinander zu setzen, damit der Geist nicht in seine alten Gewohnheiten zurückkehrt.

Wichtig ist mir, mittels Meditationen, Gebeten, Medizinisches Qi Gong, in der Natur sein usw. täglich mit der Schöpfung in Kontakt zu sein. Wenn es uns nicht gelingt, durch Praktiken eine starke Verbindung mit der Quelle zu pflegen und zu stärken, werden negative Kräfte unsere Absicht zunichte machen.

Daher sind täglich achtsame Praktiken notwendig. Das Negative wird dich kurz verlassen, während du deine tägliche Taufe praktizierst, da es heilige Rituale nicht erträgt. Nach dem Ritual werden sie versuchen, wieder Raum und Platz in dir einzunehmen.

VERANKERN

Durch eine klare Ausrichtung und täglich simple Rituale wie die Taufe verankern, stärken, verinnerlichen sich unsere Absichten. Deine Schwingung erhöht sich. Kein Raum für das Negative. Dennoch wird das Negative seinen Job tun. Es liegt an uns, ob wir ihm auf dem Leim gehen. In der Ablehnung, Abweisung des Negativen, NEIN, will ich nicht, gehört nicht zu mir, ist nicht im Sinnes des Guten, sind wir Menschen allmächtig. Richte dich auf das Gute aus, gib dem Negativen keine Aufmerksamkeit, keine Energie.

Taufe durch Magnetismus: Befinden wir uns in der Nähe von heiligen Menschen werden wir davon profitieren. Ich spreche hier von der Taufe des geistigen Magnetismus. Wir verändern uns von selbst, wenn wir nur lange im Kontakt mit solchen Menschen sind. Der Kontakt kann auch in der Meditation über die Ferne stattfinden. Hältst du dich beispielsweise in der Nähe von einem hoch schwingenden Künstler auf, wirst auch du mit diesen Idealen getauft. Es verändert sich etwas in dir. Du profitierst von dessen Schöpferkraft, auch wenn du selber diese Kunst nicht ausübst.

Der Sinn des Taufens ist, durch das Eintauchen in das Wasser einen Bewusstseinswandel zu fördern. Die höchste Form der Taufe ist die Taufe mit dem Heiligen Geist. Wir können diese Taufe vollziehen, indem wir in der Meditation in den Strahlenglanz des Heiligen Geistes eintauchen, uns damit verbinden. Eine klare Absicht ist dafür notwendig. Sind wir uns bewusst, dass wir durch den Kontakt mit anderen Menschen unbewusst getauft werden können. Machen wir uns mit unserem kritischen Verstand daher noch bewusster, in welches Wasser unser Bewusstsein eintaucht wenn wir mit Menschen zusammentreffen.

ÜBUNG: POSITIVE BILDER

Konzentriere dich während deiner Meditation auf spirituelle, positive Gedanken und Bilder, dann werden die Ursachen geistiger Krankheiten und unvorteilhafte Gewohnheiten überschrieben und ihnen der Nährboden entzogen.

ÜBUNG: FASTEN

Eine wunderbare physische Heilmethode besteht im richtigem Fasten. Beim Fasten verlässt sich der Wille auf den Geist und bezieht Energie aus der Quelle (Chi, Prana, Vis Vitalis), wodurch die Selbstheilungskräfte/Energie im Körper verstärkt werden.

Bei längerem Fasten bitte einen Fachmann/Fachfrau/Arzt mit einbeziehen, im speziellen dann, wenn man Medikamente nimmt. *Siehe Kapitel I, Weisheit 2: Fasten.*

DU SOLLST NICHT TÖTEN

denn Leben wird allein von Gott gegeben. Das was Gott gegeben hat, darf der Mensch nicht wegnehmen.

Dialog mit Jesus

Rabbi: Moses (etwa 800 v. Chr.), erlaubte unseren Vorvätern das Fleisch von „reinen“ Tieren zu essen. Moses verbot nur Fleisch von unreinen Tieren.

Welches Gesetz gilt jetzt? Das von dir, Jesus, dass wir kein Fleisch essen sollten oder das von Gott, welches Moses verkündete, dass wir „reines Fleisch“ essen dürfen?

Jesus antwortete: Gott gab euren Vorvätern durch Moses zehn Gebote. Diese zehn Gebote sind schwer, sagten eure Vorväter und konnten die 10 Gebote nicht einhalten.

Als Moses dies erkannte, hatte er Mitleid mit den Menschen. Er wollte die Menschen nicht zugrunde gehen lassen. Moses erkannte: Wenn die Menschen nicht mit Gott gehen können, dann sollen sie wenigsten nicht gegen Gott wirken. Und darum gab er ihnen 10 x 10 leichtere Gebote, damit sie diese befolgen konnten.

Hätten eure Vorväter die zehn Gebote eingehalten, hätte Moses nicht 10 x 10 Gebote geben müssen. Moses dachte, wenn die Zeit gekommen ist, die Menschen reif sind für die Absicht Gottes, werden den Menschen die Gesetze / Regeln offenbart / bewusst. Darum zerbrach Moses die zwei Steintafeln, auf denen die zehn Gebote standen...

Aus den 10 x 10 Geboten machten die Schriftgelehrten 100 x 10 Gebote, und so weiter...

Jesus sagte: Gott befahl euren Vorvätern, ihr sollt nicht töten. Ihre Herzen waren aber versteinert und sie töteten. Dann forderte Moses, sie sollen keine Menschen töten. Und dann verhärteten sich die Herzen eurer Vorväter noch mehr und sie töteten Menschen und Tiere (bis heute).

Jesus sagte: Tötet weder Menschen, noch Tiere, noch die Nahrung, die euer Mund aufnimmt. (Pflanzen)

Denn wenn ihr lebendige pflanzliche Nahrung esst, wird sie euch beleben, aber wenn ihr die Nahrung tötet (Pflanzen und Tiere), wird euch die tote Nahrung ebenfalls töten.

Denn Leben kommt nur vom Leben und vom Tod kommt nur der Tod. Denn alles, was eure Nahrung tötet, tötet auch euren Körper. Und alles, was euren Körper tötet, tötet auch eure Seele.

Euer Körper wird, was eure Nahrung ist. Euer Geist wird, was eure Gedanken sind. Esst darum nichts, was Feuer oder Frost oder Wasser zerstört hat. Denn gekochte, verfaulte oder gefrorene Nahrung wird euren Körper ebenfalls verbrennen, verfaulen lassen oder erfrieren.

Seid nicht wie der unwissende Bauer am Feld, welcher gekochte, verfaulte oder erfrorene Samen aussät... der Herbst kam und die Felder trugen nichts... und die Not war groß.

Jesus spricht allgemein über die ewigen Gesetze, welche die Schöpfung regieren und darüber, wie notwendig es ist, diese einzuhalten, um in der vollen Kraft zu sein (um das Himmelreich zu erlangen). Jesus spricht über alte Gebote wie:

Ihr habt gehört, dass zu den Alten gesagt worden ist: «Du sollst nicht töten»; wer aber tötet, der wird dem Gericht verfallen sein. Matthäus 5, 21

Wichtig ist Jesus: Dass wir frei bleiben von „bösen“, unvorteilhaften Gedanken, da diese die eigentliche Ursache für üble Handlungen sind, uns schwächen und krank machen.

Jesus sagt, dass der Mensch unter keinen Umständen seinen Brüdern Feindseligkeit oder Verachtung entgegenbringen soll. Mit Brüdern und Schwestern sind alle Menschen gemeint, also nicht nur welche, die dieselbe Anschauung haben oder in derselben Organisation sind oder im selben Staat leben.

LIEBT EURE FEINDE

In der Aussage Jesu: ***„Liebt eure Feinde"*** kommt das ganz klar zum Ausdruck. Wir dürfen in uns Frieden schaffen über Gebete, Meditation, eine klare Ausrichtung. Welchen Weg gehen wir?

Dazu benötigt es eine Entscheidung über unseren freien Willen. Dieser innere Frieden schafft äußeren Frieden und führt zur Selbstliebe (Seele-Geist-Körper). Erst dann sind wir fähig, Liebe zu geben, durchlässig zu sein für die Liebe der Schöpfung und zu heilen. Wenn wir diese Liebe in uns und zu allem entfaltet haben, wie könnten wir da unsere Feinde hassen? Gott, reine Liebe, verteilt seine Gaben, Sonne, Wasser, Erde, Luft usw. an alle Menschen, unabhängig davon, was sie tun oder nicht. Ein Akt der Liebe.

Licht kann einen Diamanten durchfluten und spiegeln. Voraussetzung dafür ist, dass wir Schicht für Schicht angesammelten Kohlenstaub abtragen, damit dieser wunderbare Diamant, welcher wir sind, zum Vorschein kommen kann und vollends im Sinne der Schöpfung handelt.

Wir dürfen und sollen uns mit unserem freien Willen im Sinne des geistigen Gesetzes entwickeln, entfalten. Dazu ist aktives Tun, aktives Umsetzen im Leben notwendig. Lesen - Wissen/Studieren - Philosophieren ist zu wenig! Wissen heilt nicht. Es geht um die tägliche Umsetzung in jedem Augenblick. Eine Trennung mal ja, mal nein... dann bist du noch nicht so weit. Finde einen Weg.

Jesus und andere Sanfte zeigen uns, wie es geht, zeigen ganz klar auf, wie die Schöpfung gedacht ist, wie die Regeln sind, damit sich das Leben in uns und außerhalb von uns entfalten kann. Damit wir durchlässig sind für die LebensKraft.

Für mich ist unter anderem der nachfolgende Vers Matthäus 5, 20 ein klarer Hinweis, dass wir Mainstream, Glaubensmuster, übernommene Gewohnheiten, allgemeine Gepflogenheiten, offizielle Vorgaben und Richtlinien... in allen unseren Lebensbereichen überdenken dürfen und sollen.

Denn ich sage euch: Wenn eure Gerechtigkeit die der Schriftgelehrten und Pharisäer nicht weit übertrifft, so werdet ihr gar nicht in das Himmelreich eingehen!
Matthäus 5, 20

Die Franziskanermönche beispielsweise hielten sich ursprünglich an die Nahrungsregeln, welche Jesus (Essener-Meister) vermittelte. Brot, Käse, Früchte, Gemüse, ev. etwas Honig, etwas Milch und Wasser. Gegründet hat die Mönchsgemeinschaft der heilige Franziskus, der nach den Regeln bzw. Erkenntnissen der Essener lebte. Diese Regeln fand der heilige Franziskus in seinem Herzen, in der Natur, in der Schöpfung. Er zog aus der Weisheit der Schöpfung ein Übermaß an Kraft, die es ihm ermöglichte, die erlahmte Kirche im Mittelalter zu erneuern. Für ihn war die Natur ein Spiegel Gottes. Er war die „Spirituelle Inkarnation" derjenigen, welche die ***Schriftrollen der Essener*** verfassten, die wir heute lesen und umsetzen können.

Was ich mitteilen möchte ist, dass wir unseren gesunden Menschenverstand, unseren freien Willen, nutzen sollten, um herauszufinden, was die Absicht der Schöpfung ist und wie die Regeln für Erneuerung, Wachstum, Gesundheit sind. Als Schöpfer können und sollten wir uns diese Regeln bzw. diese Weisheit zunutze machen und in diesem Sinne agieren. Dort wo der Mensch lebt, auf diesem Platz sollte sich nachhaltig das Leben entfalten, der Erdboden erblühen, Raum für Wachstum und Erhalt der Natur sein. Blockierende Zustände kommen in Fluss, Freude und Gesundheit verbreiten sich zum Wohle aller, Heilung geschieht.

Wenn du dich erneuern möchtest, ist ein Umdenken bzw. Handeln angesagt. Es gibt eine klare Vorgabe, wie das in kurzer Zeit umsetzbar ist. Veränderst du dich, verändert sich dein Umfeld, verändert sich die Erde.

ERKENNE DICH SELBST

Lehren der Essener

Ich, Norbert O. M. Feilhaber, sehe mich nicht als biologisch-chemischen Roboter, der mit Mineralstoffen, Vitaminen usw. aufgefüllt werden muss, damit er funktioniert und produktiv ist, sondern als lebendiges, geistiges Wesen, welches für eine kurze Zeitspanne einen (grobstofflichen) Körper zur Verfügung hat (Seele-Geist-Körper).

Wobei der Körper nicht isoliert betrachtet werden sollte, sondern in Verbindung mit der Kraft des Geistes und der Seele. Verlässt das Feinstoffliche (Seele) den Körper, stirbt der Körper, auch wenn dieser eben noch schulmedizinisch betrachtet völlig gesund war. Umgekehrt ist der Körper beispielsweise durch einen Unfall sehr „kaputt", muss das Feinstoffliche gehen. In diesem Fall sind die Notärzte gefordert den Körper lebensfähig zu erhalten, damit das Feinstoffliche, die Essenz, das was uns als Menschen ausmacht, den Körper nicht verliert. Das Selbst kann weder vergehen noch ist es je geboren worden. Kein Unfall, keine Waffe, kein Feuer kann der Seele etwas anhaben.

LebensKraft: Ich ergänze meinen Energiehaushalt zum Großteil mit lebendiger, pflanzlicher Nahrung, die mit LebensKraft durchflutet ist.

Lebendige pflanzliche Nahrung: Ich töte nicht die Pflanzen, bevor ich diese esse, da mir der lebendige Geist, die LebensKraft der Pflanze genauso wichtig ist wie die chemischen, biologischen Stoffe und Eigenschaften der Pflanze. Dem zufolge koche, backe, frittiere, röste, räuchere... ich die Pflanzen, das Getreide so wenig wie möglich, da es die Pflanze tötet. Die LebensKraft der würde Pflanze verpuffen.

Ich möchte auch keine in Vakuum verpackte „Mumie" in mich hinein schieben, obgleich Vitamine und Mineralstoffe usw., alles biologisch... auf der Verpackung angepriesen wird. Vakuum tötet Leben - die LebensKraft weicht (in den überwiegenden Fällen). Meine Absicht ist es, über Ernährung LebensKraft zuzuführen. Auf keinen Fall über tote Nahrung meine LebensKraft zu verbrauchen, verpuffen zu lassen. Meine Absicht ist, meinen „Akku" zu füllen, aufzuladen mit LebensKraft.

LebensKraft schafft Wachstum: Jedes Lebewesen, Menschen, Tiere, Pflanzen... benötigen LebensKraft um zu leben, zu wachsen, damit etwas sprießt und sich Zellen teilen. Die Eigenschaft bzw. Auswirkung der LebensKraft ist in Wachstum, Vermehrung, Erneuerung, Regeneration, Heilung und Evolution zu beobachten. Die Kraft des Lichtes - der Sonne, des Wassers, der Luft und der Erde bilden die vier Basis-Bausteine, die Leben sprießen und wachsen lassen. Wird Getreide-Korn diesen vier Kräften ausgesetzt, entfaltet sich Leben nicht nur bei Pflanzen, sondern auch beim Menschen. Diese vier Hauptbausteine sind ganzheitlich in der „lebendigen Pflanze“ enthalten. Daher kann die Nahrung LebensKraft spenden, zusätzlich zu den biologisch-chemischen Stoffen. Töten wir Pflanzen, beispielsweise Getreide, durch erhitzen, ist die LebensKraft heraus. Das Getreide ist tot. Wir können diese vier Grundbausteine auch direkt aufnehmen. Jeden Tag ein Sonnenbad nehmen, frische Luft atmen - Bewegung in der Natur, Wasser trinken - ein Bad nehmen, Einläufe beim Fasten, uns mit der Erde verbinden.

Wir sind Gottes Tempel. In uns wohnt der Geist Gottes. Wenn wir unseren Geist erweitern, uns auf das Gute ausrichten, Gott in unser Bewusstsein einlassen, befreien wir uns von Krankheiten und Begrenzungen. Süchte, Angst, Hass... haben in meinem Haus nichts verloren.

Übung: Experiment
Gieße deinen Blumenstock mit Nervengiften, Aufputschgetränken, Kaffee, Alkohol, Zuckerwasser... und beobachte was passiert. Verpacke deinen Blumenstock in Vakuum und beobachte was passiert.

Gewohnheiten: Es geht um Gewohnheiten, welche ich mit der tiefen Rille einer Schallplatte vergleiche. Von woher oder wem hast du deine Gewohnheiten - beispielsweise Essgewohnheiten übernommen? Führe neue Gewohnheiten und Impulse in dein Leben ein. Beispielsweise zwei Gläser Wasser in der Früh trinken.
Siehe Kapitel I, Beginne den Tag und Kapitel II, Taufe.

Steht nicht geschrieben: Ich habe gesagt, ihr seid Götter. Johannes 10,34

NEUER KÖRPER

Wenn du einen neuen Körper haben möchtest, ein neuer Mensch werden möchtest, mit einem neuen Denken und Bewusstsein, dann ändere deine Gewohnheiten. Übernimm das Kapitänspatent bzw. die Verantwortung für dein Leben. Lebe selbstbestimmt, selbstermächtigt und autark!

Liebe deinen Nächsten wie dich selbst

Wichtig ist mit diesem Gebot auch zu verstehen, dass wir unsere Rechnung pünktlich begleichen. Oder möchtest du haben, dass deine offenen, ausstehenden Rechnungen nicht beglichen werden?

Wie ändere ich Gewohnheiten?

Nutze deinen freien Willen und deine Schöpferkraft. Richte dich klar aus. Aber wohin? Dorthin, woher wir alle kommen!

Ernähre dich von den Früchten und Samen der Erde und verändere diese nicht

Ein wichtiger Punkt von mehreren (Nahrung - Quantum, Gedanken - Worte, Bewegung, Gewohnheiten, Ordnung innen und außen, soziale Kontakte, Raum...) ist die Ernährung: Ernähre dich von den Früchten und Samen der Erde und verändere diese nicht. Halte dich fern von Industrienahrung.

Ergänze deine Nahrung mit frischer Milch und Käse vom Bio Bauern und etwas Honig wenn du möchtest. Ich bevorzuge pflanzliche Milch und Käse. Esse hin und wieder auch „vegane" Eier. Vegane Eier stellen kein potentielles Leben dar. Lasse dein Brot das lebendige Feuer (Sonne) ausbacken. Bringe Nahrung nicht mit dem todbringenden Feuer in Verbindung.

GEKOCHTE NAHRUNG

Studien belegen, dass unser Körper veränderte - gekochte - Nahrung oft nicht erkennt und mit Abwehr reagiert, so wie wenn die Nahrung giftig wäre. Diese Nahrung zu verdauen, kostet uns viel LebensKraft. Über ein ganzes Leben betrachtet, verkürzt es unsere Lebenszeit und beeinträchtigt unsere Gesundheit. Wir sollten immer danach trachten, unseren inneren Akku mit LebensKraft zu füllen, was ein langes, vitales Leben verspricht. Ich denke, dass ich mit diesem Konzept 120 Jahr alt werde. Demzufolge ernähre ich mich zum Großteil von Nahrung mit LebensKraft.

Die Ausnahme bestätigt die Regel

In unterschiedlichsten Schriften (Lehren der Essener, Upanischaden, Yoga-Systeme, das frühe Ägypten, tibetisch beeinflusste Kulturkreise, Kahuna-Lehren Hawaiis, Druidentum und schamanische Praktiken, um nur einige zu nennen ...) wird seit Jahrtausenden vermittelt, was wir essen sollten und wie wir unsere Speisen zubereiten sollten, die Mengen und die Art. Jesus Christus, Buddha und viele andere haben es vermittelt. Nur wenige setzen es um. Wichtig ist für mich, aus Nahrung kein Dogma zu machen. Die Ausnahme bestätigt die Regel.

Der Mensch lebt nicht allein von Brot, sondern von einem jeglichen Wort, das aus dem Munde Gottes kommt.

Noch wichtiger ist unser Gedankengut. Wie stehe ich zur Natur, zu meinen Mitmenschen, zu mir selbst? Was kommt aus deinen Mund heraus? Wie reagierst du in Situationen? Wie ist dein Verhalten?

Ernährst du dich mit LebensKraft, pflegst aber ein Gedankengut abseits der Schöpfung, der Ordnung, wird es dir langfristig nicht gut gehen. Auch „Bösewichte" ernähren sich mitunter sehr gesund! Glaube nicht, dass mit einer optimalen Ernährung schon alles erreicht ist. Die Nahrung umzustellen ist so einfach wie in eine Religionsgemeinschaft zu konvertieren. Erreicht ist dadurch aber noch nichts! Eine positive Lebenseinstellung zu allem was ist bringt dich weiter! Jeden Tag mindestens eine gute Tat, ohne Eigennutzen. Gleich wie klein diese auch sein mag, ist ein wunderbarer Impuls.

LebensKraft einhauchen - wie stelle ich mir das vor?

Jesus Christus, Essener-Meister, vermochte über seinen Willen (nicht sein Ego) die kosmische Energie mit sich zu verbinden und diese als Strom/Strahlen durch seine Hände, Augen (Darshan), heilende Worte, seine Präsenz, welche mit göttlicher Kraft aufgeladen waren, zu lenken. Die Stärke der LebensKraft, die zum Auslösen von Selbstheilung benötigt wird, hängt von der Konzentration und dem Willen (nicht Ego) des Heilers/der Heilerin ab. Wir dürfen an uns arbeiten, damit wir für diese wunderbare Kraft ein geeignetes Medium werden, sodass diese auch durch uns ungehindert fließen kann. *Siehe Kapitel II, Fa Chi.*

Zu einer raschen geistigen Heilung kommt es, wenn der/die HeilerIn und der/die Hilfesuchende völlig aufeinander eingestimmt, synchronisiert sind. Die Selbstheilungskräfte können sich durch diese energetischen Impulse vollends entfalten. Voraussetzung für diese Form der Energiearbeit – spirituelle Heilarbeit – ist die Einhaltung der „Regeln“, welche Menschen zu diesen Fähigkeiten und in die Freiheit führen. Die Schöpfung, wie sich Leben entfaltet, funktioniert nach Regeln, nach einer Ordnung.

Suchst du eine „Festung“ für Heilung? Du findet diese in Medikamenten, welche die Arbeit für dich machen. Aber du bringst dich selber nicht wirklich ein. Du veränderst die Ursachen nicht und bleibst in deinen Gewohnheiten verhaftet, welche zur Disharmonie im Körper und in den Lebensumständen geführt haben.

Menschen, die gesundet sind, haben eine neue Art zu leben – zum Leben – gefunden, Verständnis und Gefühl entwickelt.

WER WAREN DIE ESSENER?

Die Gemeinschaft der Essener (sie lebte vor 2000 Jahren viele Jahrhunderte lang im Raum des Toten Meeres). Sie wussten ganz genau, WIE sie die Kräfte der Natur und des Geistes (die sie als Engel bezeichneten) aufnehmen und nutzen konnten. Sie wussten, wie sie diese Kräfte in ihr tägliches Leben, das von Arbeit, Landwirtschaft/Garten, Meditationen und Spiritualität geprägt war, einbinden konnten, um in Harmonie mit der Schöpfung zu sein, zu leben.

Alle disharmonischen Zustände des Körpers, der Gesellschaft, des sozialen Friedens liegen in der Abweichung vom „Gesetz“ des Lebens. Das Buch der Schöpfung und deren Gesetze und Regeln finden wir in der Natur, im Menschen, im Kosmos. Die Essener sind über 120 Jahre alt geworden, was ein wunderbarer Beweis für die Richtigkeit ihrer lebendigen, praxisnahen, umsetzbaren Lehren ist.

Regeln

Es geht um einfache Regeln, die wir wissen sollten und umsetzen dürfen. Die Essener beispielsweise (es sind fast alle Schriften vollständig vorhanden) wussten, wie sie Krankheit durch Gesundheit, Unwissenheit durch Weisheit, Mangel durch Fülle ersetzen konnten. Wie sie die schöpferische Kraft/Energie lenken konnten zum Wohle aller. Alle Heil- und Ernährungsweisheiten wie beispielsweise Heilfasten, Kneippkuren, Kräuterkunde und vegetarische Ernährung, Arbeit mit Ölen und Klängen, um nur einige zu nennen, finden ihren Ursprung in den Überlieferungen der Essener vom Toten Meer.

Das Einbinden der Essener-Lehren in den heutigen Alltag des modernen Menschen bringt innere Ruhe, Stabilität, Gesundheit, Harmonie in allen Lebensbereichen. Das Umsetzen der Regeln im eigenen Leben schafft Freiheit und inneren Frieden. Du wirst dich zunehmend verjüngen und das bereits in wenigen Wochen. Es ist ein spannender Prozess, sich selber dabei zu beobachten. Neue Perspektiven - Impulse und Sichtweisen - tun sich auf. Du förderst ganz von alleine dein inneres Wachstum.

Hier eine eigene Anleitung zum „Backen“ von Essener Brot mit dem „Lebendigen Feuer“ der Sonne

Erster Tag in der Früh: Die Getreidekörner (Kalmut oder Dinkel oder Weizen...) werden drei Mal gespült, damit natürliche Giftstoffe aus der Schale des Getreides ausgewaschen werden: Gründliche Spülung nach 1 Stunde, nach 2 Stunden und ein drittes Mal nach 3 Stunden. Am späten Nachmittag werden die Getreidekörner noch einmal gründlich gespült. In der Rastzeit stelle ich die Getreidekörner in eine Schüssel an einen kühlen Ort (ca. 18 Grad) und decke sie mit einem Tuch ab.

Zweiter Tag am Nachmittag: Am späten Nachmittag (ca. 17 Uhr) wird das letzte Mal gründlich gespült. Das Volumen der Getreidekörner hat sich erheblich erhöht.

Dritter Tag - in der Früh: Am frühen Vormittag kurble ich das bereits gekeimte, mit LebensKraft erfüllte Getreide durch einen Fleischwolf (siehe Foto Nr. 1) mit kleinstmöglicher Sieblochung (max. 3 Millimeter). Wichtig ist, dass der Fleischwolf nicht heiß wird, da die Hitze das Leben tötet. Achte darauf, dass das Messer im Fleischwolf scharf ist.

Wer möchte, kann die Teigmasse mit Brotgewürz verfeinern oder du lässt das Essener Brot unverändert, rein. Eventuell eine Messerspitze Weinstein dazu, damit der Teig in den Sonnenstrahlen etwas aufgeht. (Weinstein-Backpulver zur Lockerung des Teiges ist die natürlichere Alternative zu herkömmlichem Backpulver.)

Jetzt werden aus dem Teig Kugeln geformt und diese mit einem Brett zu Fladen zusammengedrückt. *(Siehe Foto Nr. 2)* Nun lege ich die Fladen auf ein Netz, damit diese von unten und oben trocknen,

„ausbacken" können in der Sonne. Nach der „Halbbackzeit" werden die Fladen umgedreht. Je nach Sonnenstand, Temperatur und Dicke der Fladen sind diese in 4 bis 8 Stunden fertig. Beim Auseinanderbrechen der Fladen sollte ein Knacksen zu hören sein. Im Winter, wenn keine Sonne scheint, stelle ich den Netzrahmen mit etwas Abstand auf unseren Kachelofen.

Gutes Gelingen wünsche ich dir.

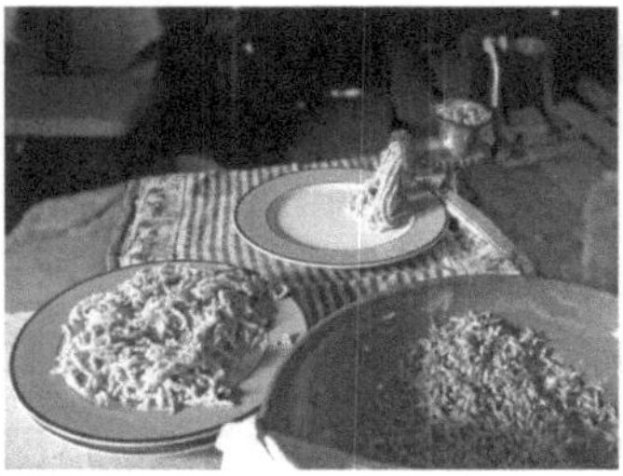
Foto 1

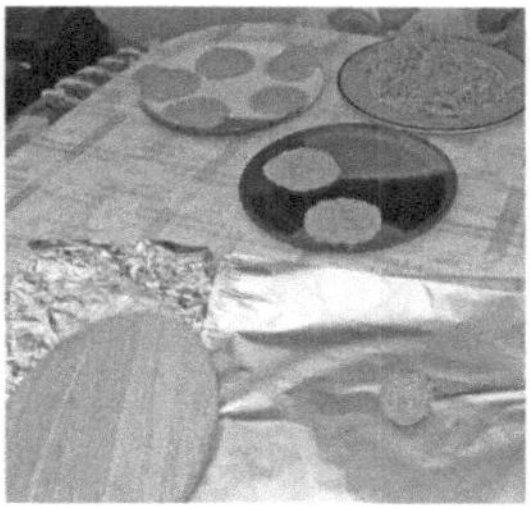
Foto 2

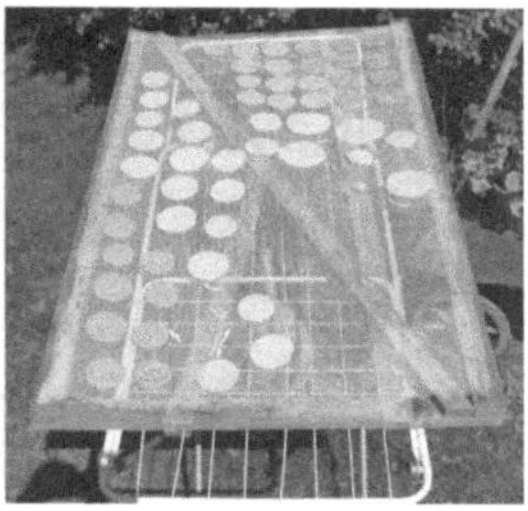
Foto 3

Foto 1: Hintergrund Fleischwolf, Vordergrund gekeimtes Getreide und durchgedrückte Getreide-Masse links.

Foto 2: Hintergrund: Gewolftes Getreide - Getreidemasse, Fladen und Getreidemasse zu Kugeln geformt (auf Folie). Die Kugeln werden mit einem Brett zu Fladen zusammengedrückt.

Foto 3: Fladen aus unterschiedlichen Getreidesorten werden in der Sonne getrocknet.

Jesus praktizierte und lebte uns diese Wahrheit vor. Wir leben nicht nur von den begrenzen Energien, welche in grobstofflichen Produkten enthalten sind.

Der Mensch lebt nicht allein von Brot, sondern von einem jeglichen Wort, das aus dem Munde Gottes kommt.

Nur wenn sich die vollkommene Seele mit dem unvollkommenen vergänglichen Körper identifiziert, fühlt der Mensch Hunger, welcher uns abhängig macht. Wir glauben, dass unser Dasein ohne Nahrung zu Ende ist. Satan versucht das Christusbewusstsein von Jesus zu hintergehen, indem Jesus seinen Hunger in der Wüste stillen sollte. Jesus sollte einen Stein in Brot wandeln, die Frequenz des Steines in die Frequenz von Brot transformieren. Jesus widerstand in der Wüste 40 Tage lang der List von Satan.

Jesus hätte sich allein von göttlicher Nahrung ernähren können, tat dies aber nicht. Er aß weiter einfache Malzeiten und nahm an Festessen teil, welche von netten Gastgebern bereitet wurden.

Mit jeglichem Wort – jedem Wort – ist jede Einheit kosmischer Energie gemeint, welche vom „Mund Gottes“ ausgeht, direkt in den menschlichen Körper.

Die Bedeutung der geistigen Nahrung kommt beim Abendmahl besonders zum Ausdruck als Jesus zu seinen Jüngern spricht. (Mt 26,26-28 und Jhh 6,54)

WARUM VERHUNGERN WIR, WENN WIR NICHTS ESSEN?

Unser Körper gleicht einer Autobatterie. Bei einer Nassbatterie müssen wir immer wieder Wasser nachfüllen, sonst funktioniert sie nicht. Bei einer Trockenbatterie ist das nicht notwendig.

Nehmt und esst; das ist mein Leib... Nehmet und trinkt, denn das ist mein Blut... Wer mein Fleisch ist und mein Blut trinkt, hat das ewiges Leben...
(Mt 26,26-28 und Jhh 6,54)

Nur durch das Zuführen von Strom über die Lichtmaschine erzeugt die Trockenbatterie Strom. Wir aber funktionieren wie Nassbatterien, die von außen Grobstoffliches benötigen, damit der notwendige Strom geliefert wird.

Es gibt/gab wenige Ausnahmen wie z.B. Therese Neumann von Konnersreuth, welche nachweislich nur von kosmischer Energie lebte. Sie hat nichts gegessen, nichts getrunken bis auf eine Hostie bei der Hl. Messe. Im Internet findest du einen Dokumentationsfilm über Therese Neumann.

Es gibt keinen Prozess, kein Ritual, keine Meditation, kein Gebet, dass wir auf Nahrung verzichten könnten. Wenn es die Schöpfung - Gott - vorsieht, stellt es sich von allein ein, ohne Absicht. Nahrung ist ein Impulsgeber, ein Auslöser, dass wir besser kosmische Energie aufnehmen können.

Möchten wir unsere Batterie aufladen, hilft uns dabei positives Denken und eine Lebensweise im Sinne der Schöpfung. Unser Wille ist ein wichtiger Faktor, welcher das Einströmen der Energie in den Köper regelt. Jeder Handlung geht ein Willensakt voraus. Gehen wir unwillig an eine Arbeit heran, sind wir von Beginn an müde. Handeln wir willig und interessiert, steht uns das unerschöpfliche Reservoir von kosmischer Energie zur Verfügung. Wird der Lebenswille zum Beispiel durch Krankheit gelähmt, schaltet der Körper ab, der Tod tritt ein. Wir können durch Willenskraft unsere Köperzellen aufladen.

Über Meditation, Medizinisches Qi Gong, Yoga, Ama Healing beispielsweise erlangen wir das Bewusstsein über den Unterschied zwischen der körpereigenen beschränkten Energie und der unerschöpflichen kosmischen Energie. Jesus fastete 40 Tage in der Wüste, um sein Mensch-Sein zu vergeistigen und seinen Geist zu befreien.

Wenn wir uns immer wieder überessen und nie fasten, verbrennen wir unentwegt Kohlenstoff. Das führt unweigerlich zu einer Überlastung des Herz-Kreislaufsystems.

Fasten wirkt sich positiv auf Herz, Lunge und die Organe aus. Unsere Lebensspanne verlängert sich durch regelmäßiges Fasten.

Vergessen wir nicht, dass es für den Organismus viel einfacher ist, kosmische Energie aus Sonne, Luft, Wasser und Erde herauszufiltern im Vergleich zu grobstofflicher Nahrung, in der diese Energie eingeschlossen ist. Darum sind tägliche Sonnenbäder, klares Wasser trinken und baden bzw. duschen vorteilhaft.

Prinzipiell kommt unser Organismus mit weniger Nahrung besser zurecht als mit zuviel Nahrung. Die Essener sehen hinter jeder physikalischen Kraft auch eine spirituelle Kraft, welche sie als Engel bezeichnen.

Jesus – Fasten

Zieht euch von allen Versuchungen eures Körpers und Geistes, die von Satan kommen, zurück unter den Lichtbogen von Gottes Hand.
Fastet! Denn nur durch Fasten, Beten, Meditieren kann der Satan ausgetrieben werden. Fastet bis euch alle Übel verlassen haben und die Engel kommen und euch dienlich sind.
Ich sage euch, wenn ihr nicht fastet, werdet ihr euch nie aus der Macht von Satan lösen können und von allen Übeln – Krankheiten, die mit Satan verbündet sind. Fastet alleine, zieht euch beim Fasten zurück, macht eine Auszeit aus eurer Fastenzeit.

Trinkt viel frisches klares Wasser und duscht oder badet euch täglich beim Fasten, damit die physikalische Kraft, wie die spirituelle Kraft - Engel des Wassers - in euch einkehren kann.

Sucht die Erdenmutter auf, geht spazieren in frischer Luft und Wäldern und Feldern, damit der Engel der Erdenmutter in euch einkehren kann.

Atmet tief und rhythmisch, damit sich eure Lunge mit frischer Luft füllt und der Engel der Luft einkehren kann.

Meditiert über die Sonne und praktiziert Sonnenbäder, damit die physikalische Kraft wie die spirituelle Kraft der Engel euch reinigt und auflädt.

DIE ANWEISUNG

Die Sprache, damit dich die Schöpfung/Gott versteht!

Lass' deine „Emotionen (Harabereich), Gefühle (Herzbereich), Gedanken (Kopfbereich)" zu einer Einheit verschmelzen. Dann wirst du zum Berg sagen: Berg bewege dich und der Berg wird sich bewegen.

Stell dir mittels deiner Schöpferkraft vor, dass dein Wunsch jetzt schon in Erfüllung gegangen ist, beispielsweise Partnersuche. Dein Idealpartner steht vor dir - jetzt! Wenn du dir das ganz real vorstellst, dann erzeugt das Emotionen in deinem Harabereich, beispielsweise Schmetterlinge im Bauch.

Es erzeugt im Weiteren ein Gefühl im Herzbereich (Freude,

Friede, Selbstwert, Mitgefühl, Liebe...), vielleicht weinst du über die emotionale Gerührtheit. Auf einer anderen Quantenmöglichkeit ist es ja auch tatsächlich schon so.

Emotionen, in Folge Gefühle welche sich entfalten, sind die Sprachen, mit welchen du mit der Schöpfung kommunizierst. Die Schöpfung erkennt und versteht diese Sprache.

Du kannst das alles schon. Bei einem Film, den du dir ansiehst, reagiert dein Körper ja auch, mit allen Emotionen und Gefühlen.

Mach aus deiner Bitte, Absicht, deinem Wunsch einen inneren Film, damit dein Köper so reagiert wie bei einem Kinofilm.
Nutze dabei deine Schöpferkraft, Vorstellungskraft, Konzentration und deinen Willen.
Wenn dein Gebet, deine Meditation, dein Gesang... dazu dienen, Emotionen (Hara) entstehen zu lassen, Gefühle (Herz) zu formen, damit du deine Emotionen, Gefühle, deine Gedanken EINS werden lässt, dann sind Meditation, Gebet, Gesang... für dich eine Möglichkeit für die Kommunikation, den Austausch mit der Schöpfung.

Die Sprache, Worte, Sätze sind nicht das gesprochene „Gebet" in diesem Fall, sondern mit dem „Gebet" erzeugst du in dir die Emotionen und in weiterer Folge die Gefühle (Herz), damit die Schöpfung deine Sprache erkennt. Etwas Übung gehört dazu. Du kannst mit dem Kopf, deinen Gedanken, deinem Ego bitten, bitten, bitten, was du möchtest, die Schöpfung versteht dich nicht. Vergiss nicht, du bist ein Teil der Schöpfung. Alles was du möchtest, wird dir gewährt werden, wenn du es in der „Sprache" formulierst, welche die Schöpfung erkennt! Das Gefühl ist das Gebet!

Wir glauben, dass die Worte das Gebet sind. Nur das stimmt nicht! Nicht irgendein Gefühl! Fühle, dass das „Wunder" bereits geschehen ist, ohne Beurteilung, ohne Verurteilung, ohne Ego, ohne Erwartungshaltung! Es darf nicht im Verstand geschehen, es möge im Herzen geschehen.

Magnetisches Feld...

Welches Organ, erzeugt deiner Meinung nach das stärkste elektromagnetische Feld in uns?

- Gehirn
- Rückenmark
- Schilddrüse
- Herz
- Hara (Sonnengeflecht)
- Sonstiges

Es ist wissenschaftlich nachgewiesen, dass das Herz ein 5000 mal so starkes elektromagnetisches Feld erzeugt als das Gehirn... Diese Tatsache nutzten Kulturen in der Vergangenheit wie in der Gegenwart seit jeher.

Ein Gedanke ist ein mächtiges Werkzeug. Sind deine Gedanken mit deinen Gefühlen eins, kannst du Berge versetzen.

WIE die Kommunikation, die „Sprache" mit Gott ablaufen soll, ist im selben Evangelium mehrmals beschrieben worden. Somit wurde eine klare ANWEISUNG, (Rezept, Anleitung, Hinweis, Gebrauchsanweisung) für das WIE weitergeben und erhalten.

Thomas Evangelium Vers 106.

Wenn du die z w e i, Gedanke und Emotion, zu einem machst, dann wirst du zum Berg sagen, Berg bewege dich weg und der Berg wird sich bewegen.

Thomas Evangelium Vers 48

Wenn die z w e i Frieden mit einander schließen, in dem einem Haus...

Wenn Jesus vom Haus oder Tempel spricht, wovon spricht Jesus dann? Mit Haus oder Tempel ist dein Körper, dein Sein gemeint.

In der englischen Luther-Bibel, Johannes 16.

Wenn ihr dem Vater um etwas bittet, wird er es euch geben.

Bisher habt ihr um nichts gebeten in meinem Namen.

Bittet und ihr werdet empfangen, so dass eure Freude vollkommen sei.

Allerdings sind auch in dieser Bibel die Sätze herausgenommen worden, WIE wir bitten sollen.

Ursprünglicher Text im Aramäischen:

Alles um was ihr direkt, gerade heraus, in meinem Namen bittet, das werdet ihr empfangen. Bittet ohne verborgenen Beweggrund, und seid umgeben von eurer Antwort, seid umhüllt von eurem Wunsch, damit eure Freude vollkommen sei.

Seid umgeben

Das bedeutet, wenn du spürst bzw. fühlst, als ob es schon geschehen wäre: Jetzt umgeben sein, ein Gefühl haben... ist gemeint.

Wenn du die perfekte Beziehung anstrebst, wenn du Heilung anstrebst... dann fühle, als ob es schon so wäre. Jetzt, in dem Moment. Diese wunderbare Vorstellung der Freude erzeugt automatisch Emotionen...

Bittet ohne verborgenen Beweggrund

Bittet ohne Beurteilung, ohne Verurteilung. Bittet ohne Ego. Bittet vom Herzen aus. So steht es auch in buddhistischen Schriften.

Du musst deinen zukünftigen Traum zu einer gegenwärtigen Tatsache machen, indem du das Gefühl deines Wunsches annimmst. Von dem Punkt ausgehend, als ob es bereits geschehen wäre.

Sollte dein Wunsch eine versteckte Absicht in sich verbergen beispielsweise wie: Gesundheit damit ich diesen oder jenen etwas heimzahlen kann.

Oder ich möchte einen Partner, damit dieser kostenlose meine Arbeit macht.

Oder einen größeren Traktor, damit klar ist wer den größten Traktor in der Umgebung hat.

Dann gehe davon aus, dass dein Ego-Wunsch unerfüllt bleibt.

Als aber die Sonne unterging, brachten sie alle, die Kranke hatten mit mancherlei Gebrechen zu ihm. Und er legte auf einen jeden seine Hände und machte sie gesund. Lukas 4,40

Und sein Ruf verbreitete sich in ganz Syrien. Und sie brachten zu ihm alle Kranken, die mit mancherlei Gebrechen und Leiden behaftet waren, die vom Teufel Besessenen, Epileptiker und Gelähmte; und er machte sie gesund.

Und es folgten ihm große Volksmengen aus Galiläa, aus Dekapolis, aus Jerusalem, aus Judäa und von jenseits des Jordans. Matthäus 4, 23-25

„Er legte auf einen jeden seine Hände und machte sie gesund“ beruht auf der Tatsache, dass Energie in ihn einströmte und aus seinen Händen ausströmte zum Hilfesuchenden. Es wurde Energie zu Menschen gelenkt, welche Unterstützung suchten. In China wird diese Praktik als Fa Chi bezeichnet.

FA CHI – ENERGIE AUSSTRÖMEN LASSEN

Diese Fähigkeit, sich mit Energie zu verbinden und diese zu lenken, ist erlernbar. In China beispielsweise wird diese Form der Energiearbeit als Fa Chi bezeichnet und zählt zu den Basis- Methoden, Energie zu übertragen. Tägliches Üben und Praktizieren von „Medizinisches Qi Gong" helfen uns, unsere natürlichen Fähigkeiten zu entfalten. Alle Samenkörner sind dazu schon in uns. Durch das Praktizieren keimen die Samenkörner und bilden wunderbare Früchte.

Bei einer spirituellen Sitzung wird die kosmische Energie mit den „Geschenken" der geistigen Welt versehen.

Die vollkommene spirituelle Erfahrung besteht darin, Gott wahrzunehmen. Das setzt die Arbeit an sich selbst voraus. Da sind sich alle Schriften einig.

Mir persönlich ist in den Aus- und Weiterbildungsseminaren die Läuterung des Herzens wichtig. Damit meine ich die Pflege, Reinwerdung, klare Ausrichtung, Umkehr, Bewusstmachung, positive Verwandlung... erst dann kann die Göttliche Energie aus unseren Händen fließen.

Ich unterscheide zwischen Energie im Sinne von Fa Chi und Energie, welche mit den Geschenken Gottes beseelt sind. Jesus arbeitete mit dieser Energie.

Erst durch diese liebevolle Arbeit an sich selber (Läuterung) ist zu beobachten, wie sich die geistige Entwicklung des Menschen vollzieht. Gott können wir mit den Augen der Seele wahrnehmen. Arbeiten wir daran, die abhanden gekommene klare Sicht der göttlichen Schau neu zu gewinnen. Wenn unsere von Natur aus reine Vernunft durch die überproportionale Kopflastigkeit des Sinnesabhängigen eingeschränkt wird und sich unser Gefühl, unsere Intuition zur egozentrischen Emotion wandelt, dann entstehen verzerrte Ausdrucksmittel der Seele. In den Worten Jesu:

Wie viele ihn aber aufnahmen, denen gab er Macht,
Söhne Gottes zu werden.

Jedem Lichtarbeiter, der mit reinen Herzen und klarem Geist das Christusbewusstsein-Licht empfängt und widerspiegelt, verleiht Gott die Kraft.

Befreien wir unser Denken von negativen Einflüssen, dann kann sich eine klare Sicht entwickeln.

Lernt der Verstand über eine klare Ausrichtung zu unterscheiden, verwandelt er sich in Weisheit.

Eigenschaften der Seele: Liebe, Licht, Freude, Selbstbeherrschung, Willenskraft, Gesundheit, Leben nach den schöpferischen Regeln, Barmherzigkeit, Hilfsbereitschaft, der Schöpfung dienen, Intuition... Wir dürfen diesen Weg gehen.

Jesus Christus hat zu seinen Jüngern gesagt:

Geht und heilt! Womöglich haben seine Jünger geantwortet. Wir sind Handwerker, Fischer, Bauern... wir können das nicht... haben das nicht gelernt...

Jesus hat geantwortet: Vertraut mir und glaubt an die unbegrenzte Heilkraft Gottes, geht jetzt los... und sie sind losgezogen und haben Kranke, Blinde, Lahme, Besessene in ihre volle Kraft zurückgebracht...

Dieser Auftrag, im Namen Jesu zu heilen, gilt für jeden Menschen bis heute.

Kapitel III

Gesundheit für Seele, Geist und Körper

WAS WIR DREIDIMENSIONALE MENSCHEN BENÖTIGEN

1. Vitalität und Kraft für den **Körper**
2. Gesundung, Kraft, Erneuerung für **unseren Geist**

   statt: Suchtverhalten, Angst, Zorn, Neid, Hass, Antriebslosigkeit, Minderwertigkeitsgefühlen...

   Transformation in: Selbstvertrauen, Selbstliebe, Stärkung der Konzentration, des Willens und Durchhaltevermögen.

3. Gesundung und Kraft für **unsere Spiritualität**

   Transformation von: Selbstzufriedenheit mit der Materie, Gleichgültigkeit, dogmatischen Verhalten, verdeckter Zielstrebigkeit, Selbsteinschätzung - Überheblichkeit, Misstrauen - Missgunst, Unwissenheit über die Gesetze und Regeln, wie sich Leben entfaltet - des göttlichen/universellen Planes.

Geben wir als dreidimensionale Wesen allen drei Qualitäten unseres Seins Aufmerksamkeit! Hast du ein körperliches Leiden verstehe ich, dass dein Augenmerk auf der Gesundung deines Körpers liegt. Sei dir aber bewusst, dass deine seelische und psychische Missstimmung wie Angst, Sorgen usw. die Ursache bzw. die

Folge von körperlichen Leiden sind. Hast du den Plan des Lebens noch nicht erkannt, was es braucht damit Leben sprießt, Energie fließen kann, ist das eine weitere unvorteilhafte Ursache, welche sich im grobstofflichen Körper als „Krankheit“ spiegelt.

Dein Körper - Materie - Lebensumstände ist ein Spiegelbild deines Feinstofflichen. Veränderst du dein Bewusstsein, verändern sich dein Körper, die Lebensumstände, nicht umgekehrt.

1. PRÄVENTION - VORBEUGUNG KÖRPERLICHER DISHARMONIEN

Forsche und halte dich an die Regeln, die Gesetzmäßigkeiten, den Plan Gottes und dessen physikalische Gesetze.

Viele körperliche Leiden entfalten sich über ein Zuviel an Nahrung und falscher Nahrung. Stoffwechselerkrankungen und eine höhere Sterberate sind die Folge: aus Essgier, Trunksucht, gepaart mit Unkenntnis über Nahrung. Beide Faktoren haben verheerende Auswirkungen auf unsere Gesundheit.

Das Wissen über Nahrung und Gesundheit verändert noch nichts. Der Lungenfacharzt weiß doch alles über die Lunge und ist selber Kettenraucher. Suchtverhalten, fehlende Willenskraft... sind oft stärker als die Vernunft. Spirituell betrachtet ist die Verbindung zur Quelle unterbrochen. Somit sind Tür und Tor geöffnet für Unvorteilhaftes. Tägliche praktische Übungen erinnern dich, dass du in erster Linie ein geistiges Wesen bist. Gedankenhygiene hält dich in der Kraft. Der Reinheit deiner Gedanken ist noch mehr Aufmerksamkeit zu widmen als körperlichen Aspekten. Jesus teilt uns mit, dass das, was in unseren Mund hineinkommt nicht so wichtig ist, wie das, was aus unserem Mund herauskommt. Deine

Gedanken, was du sprichst und tust, zeugen über deinen Geist in dir.

Lernen wir über Achtsamkeit und Übungen unseren Energiehaushalt zu nähren, damit sich unsere „Batterie“ jeden Tag aufladen kann. Regelmäßige Fasttage pro Monat helfen uns dabei. *(Siehe Kapitel 1, Weisheit 2: Fasten)*

2. PRÄVENTION - VORBEUGUNG GEISTIGER DISHARMONIEN

Schenken wir täglich unserem inneren Frieden Aufmerksamkeit. Der 7-fache Frieden in uns ist die Voraussetzung, dass wir für die Kraft der Liebe offen und vor allem durchlässig sind. Friede mit mir selber (Seele-Geist-Körper), mit meiner Familie, mit den Nachbarn, mit den Kulturen, mit der Erde und dem Kosmos - „der Geistigen Welt“.

Die Erde schwingt in der Schwingungsfrequenz der Liebe. Sind wir nicht in der Liebe (Voraussetzung dafür ist der Frieden) haben wir permanent Stress mit negativen Auswirkungen auf uns.

3. PRÄVENTION - VORBEUGUNG SPIRITUELLER DISHARMONIEN

Nach meiner Erfahrung sind wir nie geboren worden und werden daher auch nie sterben. Transformiere dein Bewusstsein, dass der Tod nur eine Illusion ist. Alles ist Schwingung, so auch unser Köper. Die Täuschung liegt darin, dass wir fälschlicherweise unseren Geist glauben lassen, dass wir vergängliche Materie sind. Der Körper zerfällt augenscheinlich, unser Sein nicht. Nebenbei bemerkt kann sich auch die Energie der Materie nicht auflösen, sondern nur umformen. Wir sind unendlich, immerwährend. Was bedeutet das für dich?

Materie ist einer Wechselwirkung unterworfen. Die Seele jedoch nicht. Sie lernt über die Erlebnisse des Wechsels. Der Wechsel des körperlichen Todes kann die Seele nicht verändern. Die Seele ist immerwährend und unzerstörbar, gesund.

Ist der Köper „kaputt", muss das Feinstoffliche (Seele) gehen, da sind die Notfallmediziner gefordert, damit das nicht eintritt. Umgekehrt: Sind wir völlig gesund, werden aber von der geistigen Welt abberufen, stirbt der Körper. Keine Therapie kann dagegen etwas tun.

Verschiedenste Meditationen, Yoga, Medizinisches Qi Gong, Ama Healing, der Aufenthalt in der Natur, Nahrung mit Lebens-Kraft... halten uns im Gleichgewicht. Diese Harmonie übertragen wir in unser alltägliches Leben. Gleich, was für äußere widrige Umstände sich im Leben auftun, bleibe im Frieden und in der Harmonie. Äußere Umstände sollten keine Auswirkung auf deinen inneren Seelenfrieden haben. Daran dürfen wird arbeiten.

WELCHE HEILMETHODE IST FÜR MICH DIE RICHTIGE?

Gelehrt wird uns, dass Krankheit aus äußeren materiellen Umständen entsteht oder vererbt ist.

Tatsächlich entsteht Krankheit durch Fehlen von Lebensenergie in bestimmten Regionen im Körper. Fließt die dem Körper innewohnende Lebensenergie nicht mehr, kommt es zu Symptomen. Ist oder wird die Zelle als Träger der Lebensenergie geschädigt, zieht sich die Lebensenergie zurück, mit unvorteilhaften Auswirkungen.

Wir sollten Heilmethoden nutzen, welche unserer Überzeugung entsprechen. Medikamente und Nahrung haben zweifellos eine chemische Wirkung auf unseren Organismus, solange wir von Nahrung abhängig sind. *Siehe Kapitel II, Warum verhungern wir, wenn wir nichts essen?*

Nahrung wie Medikamente haben aber ihre Grenzen. Am besten sind Methoden, welche die LebensKraft wieder in Fluss bringen. Medikamente oder elektrische Methoden usw. helfen die LebensKraft anzuregen, ihre Arbeit wieder aufzunehmen.

Wenn ihr einen gebrochen Knochen über die Kraft eures Geistes heilen könnt, erspart ihr euch einen Krankenhausaufenthalt. Könnt ihr das aber noch nicht, ist es nicht ratsam, zu warten, bis ihr euch diese Fähigkeit angeeignet habt. Ärzte, Kinder Gottes, setzen die physikalischen Prinzipien Gottes um, damit Knochen wieder zusammen wachsen.

Fasten, Yoga, Medizinisches Qi Gong, Massagen, Shiatsu oder chiropraktische Maßnahmen helfen letztendlich die LebensKraft in Fluss zu bringen.

WELCHE THERAPIEFORMEN HABEN WIRKUNG?

Dort wo es Licht gibt, gibt es auch Schatten. Die Schattenseiten haben kein Interesse an Licht und Harmonie, kein Interesse, dass wir aufwachen, keine Interesse, dass wir uns selber heilen, annehmen wie wir sind und lieben. Unsere Gesellschaft ist durch die Interessen der Schattenseite geprägt. Schalte deinen freien Willen und deinen logischen Menschenverstand ein und beobachte.

Wir werden von frühester Kindheit an manipuliert, programmiert und geprägt als funktionierende Melkkühe. Belohnungen und Strafen sind hier starke Werkzeuge. Unser Energiesystem wird angegriffen und geschwächt. Es ist ein leichtes, eine gesunde –freie – Gesellschaft zu schaffen. Nur, diese ließe sich nicht lenken und ausbeuten. Es ließe sich nichts verdienen. Ärzte, Therapeuten, Lehrer, Lichtarbeiter... beginnen das zu erkennen und steigen aus. Orientieren sich nach alternativen bzw. komplementären Heilmethoden. Tabletten, Impfungen, Therapieformen werden hinterfragt. In unseren Nahrungsmitteln, Medizin, Wasser, Luft sind unzählige Stoffe enthalten, welche in unseren Körper nichts zu tun haben.

Durch die Verbindung mit dir selber, deinem eigentlichen Selbst, die Ausrichtung auf die LebensKraft, bewusste Lebensweise können wir den Schaden heilen. Das ist die gute Nachricht.

Fluor beispielsweise ist ein giftiger Stoff, welcher in großen Mengen eingelagert zu Funktionsstörungen unseres Körpers führt. Die Zirbeldrüse wird meist als erstes beeinträchtigt. Unsere Intuition schwindet, unser freier Wille nimmt ab. Nicht nur Fluor blockiert die Zirbeldrüse, sonder auch Kaffee, schwarzer Tee, geröstete Produkte. Wir bekommen Lust auf Selbstzerstörung, auf eine destruktive Lebensweise. Wir schwingen mit niedrigeren Frequenzen und ziehen uns diese in unser Leben.

Vermeiden wir fluorhaltige Produkte, wie Zahnpasten, Speisesalze, Industrienahrung, Fertiggerichte.

In der neuen Zeit haben wir die Möglichkeit, aus unserer vollen Kraft zu wirken, unser Leben als Akteur und Regisseur zu gestalten. Das, was du dir vorgibst, tritt ein. Unsere Kraft und Macht steigt tagtäglich. Immer mehr Menschen heilen sich selber und lösen sich und andere von den Fesseln der Abhängigkeit.

In der neuen Zeit der fünften Dimension sind wir aufgefordert Altes loszulassen, Bindungen und Abhängigkeiten zu lösen, selbstverantwortlich und selbstbestimmend zu handeln.

Ich hinterfrage immer wieder: Brauche ich das wirklich? Ist es nutzbringend? Hat es Wert? Was funktioniert wirklich?

Viele gelernte Methoden funktionieren in der heutigen Zeit nicht mehr, bzw. ihr Wirkungsgrad schwindet. Um zu heilen, brauchst du keine Einweihung. Nur du selbst als schöpferisches Wesen weihst dich ein oder lässt dir zeigen, wie es geht. Ausführen tust du es selber.

Die Kraft von Homöopathie, Horoskopen, Schüßler-Salzen, Bachblüten, Numerologie, Wahrsagerei, Zahlenreihen usw. nimmt in der 5 Dimension ab.

Je bewusster, wachsamer wir werden, umso höher schwingen wir, desto weniger haben alte erdgebundene Systeme Einfluss auf uns. Wichtig ist mir, dass etwaige alte Programme aus meiner Aura gelöscht werden.

Heilung findet durch die Erkenntnis in uns statt, die wir selber in uns finden. Suchen wir im Außen, entmachten wir uns selber. Wir signalisieren: Ich kann das nicht. Es macht uns klein. Ich verwende statt dem Wort „Hilfe" lieber das Wort „Unterstützung". Ich lasse mir gerne etwas zeigen, mich auf meinen Weg unterstützen, damit ich es selbstverantwortlich praktizieren kann. *Dritte - vierte - fünfte Dimension, siehe Kapitel IV, Aufstieg in die fünfte Dimension.*

ENTWICKLE DEIN HEILMITTEL

Alles wirkt in irgendeiner Weise, wenn wir dafür offen sind. Das gilt für Vorteilhaftes, wie für Unvorteilhaftes. Wichtig ist zu verstehen, dass in der neuen Zeit Heilung nur durch uns selber entstehen kann. Entwickle dein Heilmittel, deine Heilmethode. Benutze nur deine eigenen Informationen. Schaffe dir deine eigenen Symbole, verwende keine fremden. Sie verändern sonst deine eigene Schwingung, rauben dir deine Kraft und bringen dich von deinem Weg ab. Gehst du deinen Weg, stehst du voll in deiner Kraft und Blüte.

Ausrichtung: Richte deine Aufmerksamkeit immer auf das, was du willst, nie auf das, was du nicht willst. Sprich nur von dem, wo du hin möchtest, was du erreichen willst. In der neuen Zeit wirkt alles viel schneller und kraftvoller.

Unser Wort und unsere Absicht sind kraftvolle Werkzeuge. Unsere Absicht ist Kraft - Macht - unser Wort ist Gesetz, es ***manifestiert sich.***

Schweigetage machen dir diese kraftvollen Werkzeuge bewusst. Wir sollten immer aus Liebe und zum Wohle aller handeln. Beobachte und reflektiere immer wieder, was du denkst, sprichst, tust, praktizierst. *Siehe Kapitel I, Gedankenhygiene.* Fokussiere dich so oft wie möglich auf dich selbst. Dort - in dir - findest du die Kraft. Bleibe bei dir!

WIE LERNEN WIR DIE LEBENSKRAFT ZU LENKEN?

Die geistige Heilung ist physischen Heilmethoden überlegen, da sie mit dem Willen, der Vorstellungskraft/Schöpferkraft, dem Glauben und der Vernunft arbeitet. Die geistige Heilung arbeitet mit Werkzeugen, welche von innen her wirken. Sie ist die Triebfeder, die LebensKraft anregt, lenkt und steuert. Die LebensKraft kann ihre Aufgabe wieder übernehmen.

Wird die LebensKraft nur mental angeregt, ohne sie bewusst mit einzubinden, fehlt die Verbindung zum Körper und das gewünschte Ergebnis bleibt aus.

Mit Medizinischem Qi Gong, Fa Chi, der Vis Vitalis Meditation, der Englischen Geistheilmethode und Ama Healing, den Lehren der Essener, um nur einige Möglichkeiten zu nennen, lernen wir auf die richtige Weise die vibrierende LebensKraft in jeden gewünschten Teil des Körpers zu lenken. Bei täglicher Praxis fühlen wir den inneren Fluss der Energie und lernen zu unterscheiden: Was ist Erdenergie, Himmelsenergie bzw. Kosmische Energie und meine eigene Lebensenergie?

Mit der eigenen Lebensenergie arbeiten wir nie bei energetischen/geistigen Sitzungen!

Kapitel IV

Energiezentren - Energiekörper

CHAKREN

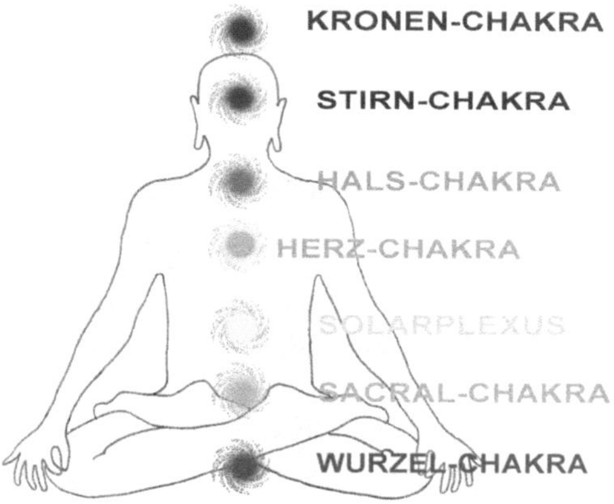

Chakren versorgen uns mit Energie und leiten verbrauchte Energie aus. Es ist ähnlich zu verstehen wie die Atmung. Wir nehmen sauerstoffreiche Luft auf und leiten verbrauchte Luft aus.

Ist ein Chakra längere Zeit „verschnupft", blockiert oder arbeitet unzureichend, werden energetisch die betreffenden Zonen unterversorgt, was sich in weiterer Folge in der Anatomie unvorteilhaft manifestieren kann.

Das Chakren-System dient dem Verständnis, um das Zusammenwirken von Energie mit dem physischen Körper verständlich zu machen.

Chakrenarbeit ist Bewusstseinsarbeit: Die Chakren zu öffnen, bedeutet, das Bewusstsein zu öffnen. Wir arbeiten mit den Chakren nicht direkt, sondern vielmehr mit den energetischen Bewusstseinsinhalten, welche Chakren in ihrer Funktion beeinträchtigen. Jedes Chakra hat eine spezifische Funktion - Aufgabe zu erfüllen. Daher eignen sich Chakren besonders für eine energetische Auffindung der Ursache, welche das Chakra blockiert. Der Zustand eines Chakra gibt Anhaltspunkte dafür, welche Bewusstseinsthemen im Leben jetzt heilende Zuwendung benötigen. Die Chakren zeigen uns eine Landkarte des menschlichen Bewusstseins, die es ermöglicht, Ursachen und Zusammenhänge zu erkennen.

Die Sieben Hauptchakren

Kronen-Chakra

Das Kronenchakra befindet sich über dem Scheitelbereich des Kopfes und ist nach oben trichterförmig geöffnet. Es verbindet den Menschen mit dem Himmel bzw. dem Göttlichen.

Hier befindet sich die Spiritualität des Menschen, zu der erst Zugang gewährt wird, wenn die anderen sechs Chakren eine solide Basis bilden.

Blockaden äußern sich durch chronische Krankheiten, Immunschwäche, Depressionen oder Realitätsflucht.
Element: Universum, Symbol: Tausendblättriger Lotus
Farben: violett, weiß und gold

Stirn-Chakra / Drittes Auge

Das Stirnchakra befindet sich zwischen den Augenbrauen, zwei Finger breit oberhalb der Nasenwurzel. Diese Bewusstseinsebene beinhaltet Intuition, Erkenntnis und Vorstellungskraft an welcher der Mensch arbeiten darf, um diese zu entfalten. Ist das Stirnchakra blockiert, kann es zu Störung der Sinnesorgane, Kopfschmerzen, Konzentrationsmangel und Ängstlichkeit kommen.

Element: Geist, Symbol: Sechsundneunzigblättriger Lotus
Farbe: indigo

Hals-Chakra / Kehlkopf - Chakra

Das Halschakra liegt auf der Höhe des Kehlkopfes im Bereich der Halswirbelsäule. Es ist das Zentrum der Kommunikation und Wahrheitsfindung. Das Halschakra hat auch Einfluss auf Kehlkopf, Speise- und Luftröhre und Kiefer.
Ist das Hals-Chakra blockiert, führt dies zu Schilddrüsenerkrankungen, Nackenschmerzen.
Auf der mentalen Ebene: Sprachstörungen, Schüchternheit, Verlust an Ausdrucksmöglichkeiten.
Element: Äther, Symbol: Sechzehnblättriger Lotus
Farbe: blau

Herz-Chakra

Das Herzchakra liegt auf der Höhe des anatomischen Herzens. Es bildet den Mittelpunkt des Chakren-Systems und beinhaltet die bedingungslose Liebe, welche über die egoistischen Interessen - das Ego - hinausgeht. Es steht für Mitgefühl und Toleranz.
Ist das Herzchakra gestört, kann sich das in Herz-, Kreislauf-, Lungen- und Hautstörungen sichtbar machen.
Auf der Mentalen Ebene: Sich nicht abgrenzen können, Gefühlskälte, kein Zugang zu sich selber.
Element: Luft (Wind), Symbol: Zwölfblättriger Lotus,
Farbe: grün

Solar-Plexus-Chakra / Nabel-Chakra

Das Solarplexuschakra befindet sich im Magenbereich, eine Handbreit über den Bauchnabel. In ihm wird Lebensenergie gespeichert.

Es ist verantwortlich für: Energie, Leistung, Aktivität und die Entfaltung des eigenen Ichs.

Ist das Solarplexuschakra gestört, kann sich das durch Verdauungsstörungen, Magensituationen, Zuckerkrankheit, Gewichtsproblemen zeigen.

Mentale Ebene: Unsicherheit, Gleichgültigkeit, Gefühlskälte, Schlafstörungen und mangelndes Selbstbewusstsein.

Element: Feuer, Symbol: Zehnblättriger Lotus

Farbe: gelb

Sakral-Chakra / Sexual-Milz-Chakra

Das Sakralchakra liegt etwa eine Handbreit unter dem Bauchnabel. Es ist wie die nächsten fünf Chakren nach vorne geöffnet.

Das Sakralchakra steht für Lebenslust und Schöpferkraft und ist der Sitz von Emotionen. Es entgiftet den Körper über die Harnwege, reguliert die Drüsenfunktion von Eileiter bzw. Hoden und wirkt sich folglich auf den Fortpflanzungstrieb aus.

Ist das Sakralchakra gestört, kann sich das in Krankheiten an den Geschlechtsorganen, Störungen im Sexualverhalten, Süchten und Antriebslosigkeit auswirken.

Element: Wasser, Symbol: Sechsblättriger Lotus

Farbe: orange

Wurzel-Chakra / Basis-Chakra

Das Wurzelchakra liegt im Bereich des Beckenbodens zwischen Anus und Genitalien an der Basis der Wirbelsäule. Es ist nach unten trichterförmig geöffnet. Es verbindet den Menschen mit der Erde.
Arbeitet dieses Chakra nicht optimal, fehlen dem Menschen Stabilität, Urvertrauen und Sicherheit. Wirbelsäulen- bzw. Rückenschmerzen, Knochenerkrankungen, Verstopfung und existentielle Ängste.
Element: Erde, Symbol: Vierblättriger Lotus
Farbe: rot

Allgemeines zu Chakren

Unterschiedliche Lehren beschreiben unterschiedliche Bezeichnungen von Energiezentren. Die Lehre über Chakren beschreibt, dass wir sieben Hauptchakren und genauso wichtige Nebenchakren und Verbindungschakren haben, welche wir pflegen sollten, da diese einen wichtigen Teil unseres Gesamtsystems ausmachen.

Dem Erd-Chakra unter den Füßen und das Himmels-Chakra über unseren Kopf binde ich gerne in Meditationen mit ein. Diese beiden Chakren gelten als Verbindungschakren.

Unseren beiden Handchakren und Fingerkuppenchakren wie Fußchakren gebe ich viel Aufmerksamkeit. Mit den Handchakren und Fingerkuppenchakren arbeite ich täglich. Nehme Energie auf und gebe Energie ab.

Die Hüftchakren, Kniechakren, Ellbogenchakren und Schulterchakren binde ich in die Meditationen ein.

Mal konzentriere ich mich in der Meditation auf das Stirnchakra, ein anderes Mal auf das Schädelbasischakra (medulla oblongata). Im Speziellen über das Schädelbasischakra strömt Lebensenergie ein, daher ist Pflege und Aufmerksamkeit in dieser Region wichtig.

Die beiden Ohrenchakren liegen über den Augenbrauen nach innen versetzt, im Kopf. Viel Aufmerksamkeit widme ich den Milzchakra. Jede Zelle und jeder Teil in unserem Köper nimmt Energie auf und gibt verbrauchte Energie wieder ab.

Bist du gut verbunden, genügt schon deine Anwesenheit, dass sich Dinge im Sinne der Schöpfung verändern.

Über unsere Augen lässt sich sehr gut Energie aufnehmen, empfangen und senden. In Indien als Darshan bekannt.

DANTIAN

Eine andere Lehre (Daoismus) spricht von Dantian - Energiezentren. Das Basis-Dantian befindet sich im Nabelbereich. Das mittlere Dantian im Brustbereich und das obere Dantian im Stirnbereich. Ich praktiziere regelmäßig Medizinisches Qi Gong. Energie wird aufgenommen und in das Dantian eingefüllt.

HARA UND SONNENGEFLECHT

Wieder andere Lehren sprechen von dem Hara oder Sonnengeflecht oder...

Ich zähle mich nicht zu den Stilisten. Ich arbeite mit den Energiezentren, ohne mich darüber zu streiten, ob diese als Chakren, Dantian, Hara oder Sonnengeflecht oder... bezeichnet werden.

Dorthin, wo du deine Aufmerksamkeit lenkst, energetisiert, reinigst, aktivierst und harmonisierst du energetisch wie anatomisch diesen Bereich. Hast du Schmerzen, lenkst du automatisch deine Aufmerksamkeit auf diese Stelle.
Auch wenn du Schmerzen hast, bleib entspannt, in der Liebe. Bewerte es nicht. Gibt dieser Körperregion, was sie benötigt. Einen Verband, eine Heilcreme, eine Massage, Energie ausleiten oder einleiten. Arbeite an der Gesundheit!

Vergiss nicht! Du bist nicht der Körper. Identifiziere dich nicht mit etwas, was vergänglich ist! Der Körper ist ein wichtiges Werkzeug bzw. Hilfsmittel welcher alles erhält was er benötigt. Also nur das Beste, damit der Körper vital und gesund bleibt. Mit einem leistungsfähigen Körper kann ich wunderbare Erfahrungen machen.

Was haben alle Lehren gemeinsam

Unser Nabelbereich ist ein besonders wichtiges Energiezentrum. Anatomisch betrachtet gehen mehr Verbindungen von Bauchbereich zum Gehirn als umgekehrt. Es lässt sich daraus ableiten, dass wir vom Bauch heraus entscheiden. Die Schaltzentrale Gehirn setzt es über die Anatomie um. Wir sprechen daher vom Bauchgehirn.

Auf die einzelnen Lehren im Detail einzugehen, würde ein weiteres Buch füllen. Ich arbeite mit Chakren, genauso wie mit Dantian und spreche genauso vom Sonnengeflecht, wie von der Hara.

Mir ist wichtig, effizient als Kanal zu wirken, im Sinne der Schöpfung zu agieren. Über geistige Heilung ist mir bewusst, dass der energetische Körper und dessen Zentren, unabhängig davon, wie wir diese Zentren bezeichnen, eine enorme Auswirkung auf unseren physischen Körper haben. Richten wir unser Aufmerksamkeit bzw. Konzentration mit einer klaren Absicht auf unsere Energiezentren, laden wir diese auf. Das sollten wir regelmäßig praktizieren.

Unser Energiezentren sollten energetisch betrachtet etwa gleich geladen sein. Es ist ähnlich zu verstehen wie wenn mehrere Batterien in einem Gerät die gleiche Spannung haben sollten. Hat eine Batterie eine höhere Spannung als die anderen, ist das nicht förderlich.

ÜBUNG: CHAKREN AUSGLEICH

Es gibt viele Möglichkeiten die Chakren auszugleichen. Ich möchte hier eine einfache, simple Ausgleichmöglichkeit vorstellen, welche ich gerne praktiziere.

Kronenchakra und Wurzelchakra

Du hältst eine Hand auf dein oberes Chakra - Kronenchakra (mit oder ohne Berührung) und die andere Hand auf dein Wurzelchakra.

Durch diese Verbindung über deine beiden Hände gleichen sich die Chakren aus. Lasse deine Aufmerksamkeit auf das obere Chakra wandern. Wenn du möchtest, stellst du dir die Farbe Violett vor. Ein paar Atemzüge lang.

Und dann richte deine Aufmerksamkeit auf dein Wurzelchakra, auf deine untere Hand. Wenn du möchtest, stelle dir die Farbe Rot vor. Ein paar Atemzüge lang. Wechsle in deiner Vorstellung hin und her. Vom oberen zum unteren Chakra. So wie das gut ist für dich.

Stirnchakra und Sakralchakra

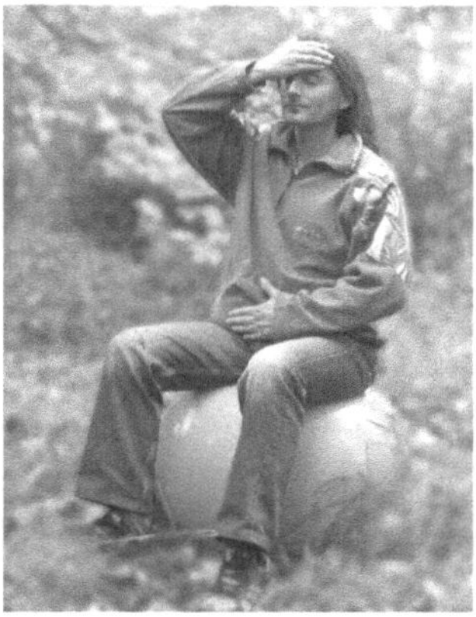

Dann lege deine obere Hand auf dein Stirnchakra zwischen den Augenbrauen und die untere Hand platziere auf deinem Sakralchakra, unterhalb deines Nabels.

Konzentriere dich auf dein Stirnchakra. Wenn du möchtest, stelle dir die Farbe Indigo, ein dunkleres Blau, vor. Ein paar Atemzüge lang.

Und dann lasse deine Aufmerksamkeit auf dein Sakralchakra wandern, untere Hand. Wenn du möchtest, stelle dir die Farbe Orange vor. Ein paar Atemzüge lang.

Kehlkopfchakra und Solarplexuschakra

Als nächstes wanderst du mit den Händen weiter zusammen. Die obere Hand liegt auf deinen Kehlkopfchakra. Die unter Hand auf deinem Nabel- oder Solarplexuschakra.

Dann richte deine Aufmerksamkeit auf dein Kehlkopfchakra. Wenn du möchtest, stell dir die Farbe Blau vor. Ein helleres Blau. Ein paar Atemzüge lang.

Im weitern lenke deine Aufmerksamkeit auf dein Solarplexuschakra. Wenn du möchtest, stelle dir die Farbe Gelb vor. Auch das ein paar Atemzüge lang.

Herzchakra

Jetzt lege beide Hände übereinander auf dein Herzchakra. Die rechte Hand am Körper. Richte deine Aufmerksamkeit auf dein Herzchakra. Wenn du möchtest, stelle dir die Farbe Grün vor. Sei dir bewusst, dass drei Chakren übereinander liegen. Zwei Handchakren und dein Herzchakra. Positioniere die Hände genau übereinander.

Allgemein

Lege Wert darauf, dass deine Handchakren exakt dort zu liegen kommen, wo du energetisieren möchtest.

Möchtest du deine Chakren nicht ausgleichen, sondern aufladen, dann lege deine beiden Hände/Handchakren übereinander jeweils auf das Chakra, das du laden möchtest und stelle dir die jeweilige Farbe vor. Die Energie folgt deiner Aufmerksamkeit. Es liegen dann drei Chakren übereinander. Zwei Handchakren und das jeweilige Chakra welches geladen wird.

Steigerung

Möchtest du ein Chakra laden, lege wie oben beschrieben beide Hände übereinander auf das jeweilige Chakra, stelle dir die zugehörige Farbe vor.

Wenn du möchtest, kannst du dich unterstützen lassen, indem ein/e EnergetikerIn auf deine beiden Hände bzw. Handchakren noch seine/ihre beiden Hände – Handchakren platziert. Jetzt liegen fünf Chakren übereinander. Auf eine exakte Positionierung bitte achten. Energie strömt in den Energetiker ein, welcher als Kanal wirkt und aus dessen beiden Handchakren aus. *(Siehe Kapitel II, Fa Chi)*

Auch du stellst dir vor, dass Energie in dich einströmt, unabhängig von der unterstützenden Person.

ENERGIEKÖRPER – AURA

Um unseren anatomischen Körper befindet sich die sogenannte ***Aura,*** welche sich aus mehreren Energiefeldern mit unterschiedlichen Schwingungen aufbaut.

Auf der energetischen Ebene besitzen wir ein dreidimensionales elektromagnetisches Feld, welches das energetische Ur-Bild unseres physischen Körpers darstellt. Wir sprechen von der ***„Göttlichen Blaupause"*** in welchen der Bauplan des physischen Körpers gespeichert ist.

Ätherkörper

Dieses Energiefeld/Blaupause wird auch als Ätherkörper bezeichnet. Die Zellen unseres physischen Körpers folgen in ihrem Aufbau und in ihrem Zusammenspiel diesem Bauplan - der göttlichen Blaupause.

Emotionalkörper

Beim Emotionalkörper handelt es sich um ein Energiefeld, in welchem alle gesammelten emotionalen (Gefühls-) Erinnerungen gespeichert sind.

Mentalkörper

Im Mentalkörper sind alle geistig - mentalen Erinnerungen und Erfahrungen gespeichert. Diese drei „niederen" Körper (Ätherkörper, Emotionalkörper und Mentalkörper) bilden das Selbst, Ego bzw. die Persönlichkeit des Menschen.

Kausalkörper

An diesen Körper fügt sich der Kausalkörper an, welcher als das höhere Bewusstsein bezeichnet wird. Wir befinden uns hier bereits auf der Seelenebene, welche unabhängig von Raum-Zeit existiert. Der Kausalkörper wird auch als spiritueller Körper bezeichnet.

GEISTIGE HEILUNG

Dieses Modell ist eine verständliche Betrachtung, wie Krankheit entstehen kann und wie geistige Heilung möglich ist.

Im Ur-Zustand ist unser physischer Körper vollkommen gesund. Beeinflusst durch unvorteilhafte Einflüsse der Umwelt, die eigenen Gedanken, Glaubensmuster, die nächste Umgebung usw. entfalten sich Störungen im Energiefeld des Körpers. Die Energiezentren arbeiten nicht mehr optimal. Der Energiefluss reduziert sich, Blockaden entstehen. Werden diese energetischen Störungen über einen längeren Zeitraum aufrecht erhalten, so wachsen diese in dem physischen Körper. Der Mensch wird krank. Im unvorteilhaftesten Fall entsteht beispielsweise Krebs. Eine Erkrankung, bei der die Zellen ohne Verbindung zum „Ganzen- Netzwerk“ vor sich hin wuchern.

Geistige Heilung ist eine wunderbare Möglichkeit, seine Selbstheilungskräfte zu aktivieren und zu mobilisieren.

Der feinstoffliche Teil von uns teilt sich unter anderem über das Sprachrohr Symptom mit. Der/die Hilfesuchende wird sich über geistige Heilung intuitiv bewusst, was der „Zweck“ der Erkrankung ist, die Seele „mitteilen“ möchte. Die Seele fühlt sich verstanden und angenommen! Du hast Zugang zu dir selber und zu allem was ist. Du gehst den Weg deiner Seele, was auch der Grund deiner Inkarnation ist. Die Symptome lösen sich rasch auf. Bleibt der Hilfesuchende auf seinem alten Weg, welcher letztendlich zur Krankheit geführt hat, wird die Heilung n i c h t dauerhaft sein, weil die alten Verhaltensmuster und Denkmodelle - Glaubensmuster - aufrecht erhalten bleiben und wieder unvorteilhaft Einfluss nehmen. Die Seele fühlt sich weiter unverstanden. Das Ego gibt den Weg vor. Nach Sitzungen fühlt sich der Mensch wohl und energiegeladen. Viele denken dann: Meine Hausaufgaben brauche ich nicht machen. Mir geht es wieder gut.

Fünfzig Prozent erledigt das Medium für dich. Die anderen fünfzig Prozent bildet die Arbeit an dir selber.

Nimmt dir täglich Zeit für deine Praxis. Du bleibst stabil und gießt dadurch deine Samen in deinem Garten. Beginn den Tag mit simplen Impulsen. *Siehe Kapitel I, Beginne den Tag.*

Allgemeines zur Aura

Der Mensch besteht aus mehreren energetischen Energiefeldern bzw. Energiekörpern. Jedes dieser Energiefelder hat seine eigene Schwingung, wobei jedes Energiefeld das andere durchdringt. Die unterschiedlichen Energiefelder stören einander in keiner Weise.

Es ist ähnlich zu verstehen wie ein weißer Sonnenstrahl, welcher in sich unterschiedliche Farbfelder mit unterschiedlichen Schwingungen birgt. Mittels eines Prismas können wir die unterschiedlichen Farbqualitäten aufspalten und sichtbar machen. Denken wir in diesem Zusammenhang an einen Regenbogen.

Als Lichtkörper bezeichnen wir die Gesamtheit unserer Körper. Der physische Körper (Anatomie) ist dabei der dichteste, und je weiter wir nach außen gehen umso feinstofflicher und Höher schwingend sind die Körper in ihrer Frequenz. Jeder Körper baut ein Kraftfeld um sich auf, welches messbar ist. Dieses Kraftfeld hat Auswirkung auf andere Felder.

Die Aura ist ein wirksamer Schutzmantel gegen fremde Energiefelder, Einflüsse von außen. Wird die Aura dünner und rissig, ist Einlass für Fremdenergien gegeben. Der Schutzmantel kann leicht durchbrochen werden. Die Aura ist ähnlich zu verstehen, wie unsere schützende Haut, welche ebenfalls aus mehreren Schichten besteht.

ENERGIEVERLUST – ENERGETISCHER SELBSTSCHUTZ

Lege eine klare Absicht fest, wo du dich in deinem Leben zuwendest. Wonach richte ich mich aus?

Bewegen wir uns in einem hoch schwingenden Umfeld wie Wald, Berge, Natur usw., dehnt sich die Aura aus. Wir nehmen Energie auf.

Kommen wir in ein Umfeld, in welchem die Schwingung sehr niedrig ist, komprimiert sich die Aura und macht dicht, um keine Fremdenergien aufzunehmen. Dieser Vorgang geschieht von alleine. Wir können diesen Vorgang aber auch willentlich beeinflussen. Wir haben uns noch nicht angepasst - evolutionsbedingt, da in der heutigen Zeit alles so schnell geht. Eben noch im Wald, 10 Minuten später mit dem Auto in einer niedrig schwingenden Umgebung... Wichtig ist, die Aura dann willentlich mit einer klaren Absicht dicht zu machen.

Ausdauersport, Walken, Joggen, Wandern, Radfahren, Tanzen, Wintersport, Musik... schützt und stärkt unser Energiefeld. Legen wir wert auf eine biologische, vollwertige Ernährung mit LebensKraft. Orientieren wir uns bei der Wahl der Kleidung an unseren Chakrenfarben.

Unvorteilhafte Wirkung auf die Aura

Jegliche Form von Drogen, Alkohol, Nikotin, Koffein, Medikamente, belastende Ernährung, unvorteilhafte Gedanken, langfristiges niedrig schwingendes Umfeld. Die Aura wird dünner und somit durchlässig.

Vorteilhafte Wirkung auf die Aura

Täglich 10 Minuten göttliche Nahrung - LebensKraft - Vis Vitalis -aufnehmen. Sich willentlich damit durchfluten. Gute, heile, vitale Gedanken.

Natürliche, biologische Lebensmittel mit LebensKraft und Lebensweise. Aufenthalt in der Natur.

Erdung ist ganz wichtig

Den Boden unter den Füßen wahrnehmen, erdet bereits. Verstärken kann man das durch die Vorstellung, dass rote, kräftige Wurzeln aus den Füßen in Richtung Erdmittelpunkt wachsen.

Bewegung in der Natur, Gartenarbeit, Energiearbeit, Medizinisches Qi Gong, Yoga, Tanzen... unterstützen die Erdung. Erdung macht uns stabil und lässt negative Energie wie ein Blitzableiter in die Erde abfließen. Wir nehmen frische Erdenergie auf.

AUFSTIEG IN DIE FÜNFTE DIMENSION

Dritte Dimension

Menschen, welche noch im Bewusstseinszustand der dritten Dimension leben, richten ihre Aufmerksamkeit auf die Materie. Materielle Werte stehen noch ganz hoch im Kurs und werden vor die eigene Gesundheit gestellt. Diese Menschen fühlen sich nicht verbunden mit allem was ist. Sind nach außen gerichtet, was auch unserer Informationswelt entspricht. Das nach außen gerichtet sein führt weg von sich selbst, von der eigenen Mitte und Kraft, der eigenen Selbstermächtigung, und gibt Spielraum für Manipulation. Populisten haben hier gute Voraussetzungen.

Innere Unruhe, Ängste, Selbstzweifel und Misstrauen sind Eigenschaften in der dritten Dimension. Der Mensch in der dritten Dimension ist ein guter Pflichterfüller (Sklave), fühlt sich unfrei obgleich wir in der Fülle sind, welche nicht wahrgenommen wird.

Die Menschen glauben nicht an sich, an ihr Potential, und haben kein Vertrauen in die Schöpfung. Lösungen werden im Außen gesucht, nicht in sich selbst.

Die Erde schwingt in der fünften Dimension. Wir steigen nicht automatisch in die fünfte Dimension auf. Ein Bemühen und eine Anstrengung, sich zu bewegen, zu entfalten, sind notwendig. Altes loslassen, offen sein für Neues, ist für Menschen in der dritten Dimension fast unmöglich. Menschen, welche noch im Bewusstsein der dritten Dimension leben, fühlen sich müde, ausgelaugt und erschöpft. Sind anfällig für Krankheiten jeglicher Art, obgleich alles da ist, was das Leben lebenswert macht.

Das Denken, die Ratio, ist in der dritten Dimension überproportional ausgerichtet. Der innere Kritiker ist sehr aktiv. Analysieren,

Bewerten, die Schöpfung wissenschaftlich verstehen, zeichnet die dritte Dimension aus. „Es wird diskutiert über jedem Baum im Wald, ohne den Wald als Ganzes zu erkennen". Ein ganzheitliches Denken fehlt noch in der dritten Dimension.

Der Konsum von Fleisch, Alkohol, Kaffee sowie bewusstseinsverändernden Substanzen zeichnen die dritte Dimension aus. Genussmittel, auch wenn diese uns schaden, werden konsumiert. Wissen darüber, dass dieses oder jenes schadet, bewegt den Menschen noch nicht zu vernünftigem Handeln.

Das Leben von anderen Geschöpfen und die Umwelt werden ignoriert. Der Mensch macht die Umwelt unbewohnbar und fühlt sich für vorteilhafte Veränderungen nicht zuständig.

Vierte Dimension

Die vierte Dimension stellt den Übergang in die fünfte Dimension dar. Es entsteht Interesse für Meditation, komplementäre Methoden zur Schulmedizin. Menschen in der vierten Dimension bewegen sich vom Mainstream weg und beginnen ihren eigenen Weg zu gehen. Übernehmen immer mehr Selbstverantwortung für ihr Leben. Die Verbindung zu sich selber nimmt zu. Menschen in der vierten Dimension sind nicht mehr so nach außen gerichtet und verstehen, dass die Kraft in uns liegt, was immer mehr gelebt wird. Gesundheit, Wohlempfinden und Freude wird schön langsam über die Materie gestellt. Das Konsumverhalten verändert sich. Das Bewusstsein, wer wir sind, und dass wir mit allem verwoben sind, entfaltet sich.

Was wir essen und an uns heranlassen gewinnt an Bedeutung. Menschen in der vierten Dimension erkennen immer mehr die Wahrheit und sind für Manipulation nicht mehr so empfänglich.

Es wird erkannt, dass alles, was uns widerfährt, mit uns selber zu tun hat. Achtsamkeit für alles, was ist entwickelt sich. Loslassen von alten materiellen Dingen, veralteten Gedankenkonzepte und Verhaltenmustern ist Thema. Menschen beginnen an sich zu arbeiten.

Fünfte Dimension

Die fünfte Dimension zeichnet sich durch die Liebe aus. Gott ist Liebe. Liebe ist die Essenz jeglicher Heilung, im Speziellen wenn wir geistiges Heilen praktizieren. Körper, Geist und Seele werden als Einheit erkannt und gelebt. Es hat sich ein Verständnis entwickelt, dass wir mit allem verbunden und verwoben sind. „Du bist ich und ich bin du". Wir erkennen, dass wir ein Teil von einem Ganzen sind. Unsere Gehirnwellen schwingen langsamer. Wir befinden uns in einem leichten Trancezustand, was unser Genie fördert. Wir nutzen bewusst unsere Schöpferkraft und leben selbstbestimmend unser Leben. Wir haben nicht mehr den Wunsch, etwas Unvorteilhaftes, das nicht im Sinne der Schöpfung ist, an uns ranzulassen. Was sich in Ernährung (vegetarisch - vegan), unseren Gedanken und in unseren Lebensbereich widerspiegelt. Wir haben Zugang zu uns selbst, zu unserer Seele. Wir haben erkannt und geben dem Ausdruck, dass wir göttlich sind.

Menschen in der fünften Dimension erfreuen sich an Materie und an schönen Dingen, sind aber nicht davon abhängig. Abhängigkeiten haben sich aufgelöst. Wir richten uns an dem Guten, Göttlichen aus.

Leben in der fünften Dimension

Alte Programme, Gedankenkonzepte, Gewohnheiten und Lebensstile, die nicht der Schöpfung entsprechen, können in die fünfte Dimension nicht übernommen werden. Das bedeutet, wir können nicht aufsteigen, unser volles Potential entfalten, wenn wir uns weiter an niedrig schwingenden Gewohnheiten, Normalitäten, ausrichten und danach leben.

Auch wenn die Erde in der fünften Dimension schwingt, bedeutet das nicht, dass wir automatisch aufsteigen. Wir dürfen an uns arbeiten, um aufzusteigen. Alles, was nicht aufsteigt, bleibt zurück und vergeht.

Wir wechseln zwischen der dritten und der fünften hin und her je nach Tagesverfassung. Umso klarer du deinen Weg gehst, dich an der Schöpfung orientierst, umso eher verankern wir uns in der fünften Dimension. Kleine Rituale sind hilfreich um unserer Absicht Ausdruck zu verleihen *(siehe Kapitel I, Beginn den Tag)*. Nutzen wir unsere Schöpferkraft, unsere Kreativität, um uns immer mehr in der fünften Dimension zu verankern.

In meinen Seminaren schenke ich der Verankerung in der fünften Dimension viel Aufmerksamkeit in Form von Übungen, einfachen Ritualen, Meditationen und vieles mehr damit Zusammenhänge erkannt werden. Wenn du es selber erkennst, dir es bewusst wird, wirst du deinen Weg gehen.

Kapitel V

Meditationen

VIS VITALIS MEDITATION

Paracelsus hat die LebensKraft als Vis Vitalis bezeichnet. Dieser Begriff ist lange Zeit in Europa bis in die Universitäten sehr vertreten gewesen. Die LebensKraft wird in Indien als Prana, in China als Chi, in Japan als Ki bezeichnet. Erinnern wir uns, dass jeder Gedanke, jedes Wort ein Energiefeld erzeugt, welches vor unserer Schöpfung nicht existierte. Dieses Energiefeld verbindet sich mit gleichwertigen Feldern. Zudem verbinden wir uns mit diesen Feldern. Demzufolge macht es Sinn, zu überlegen, mit welchem Feld du dich verbinden möchtest, welches als Turbo zur LebensKraft die eigene Absicht unterstützt. Arbeite ich mit europäischen Methoden, spreche ich von der Vis Vitalis. Arbeite ich mit chinesischen Methoden, spreche ich vom Chi.

Nachfolgende einfache Meditation ist eine wunderbare Möglichkeit, um Konzentration, Aufmerksamkeit, Achtsamkeit, Energie lenken zu üben. Die Vis Vitalis Meditation bringt dich in die Kraft, entfaltet dein Bewusstsein, lässt dich Zusammenhänge erkennen. Deine Verbindung zur Quelle allen Lebens wird gestärkt.

Hier ein Link zu einem Video, in dem ich dir die Vis Vitalis Meditation näher bringe. https://youtu.be/L5LcOkIwtYc

Das Prinzip der Vis Vitalis Meditation

- Atmen,
- den Erdboden über die Fußsohlen wahrnehmen,
- den Herzraum wahrnehmen,
- deine Schöpferkraft nutzen, indem du dir vorstellst, dass ein helles, weißes leuchtendes, heilsames Licht (Energie) über deinen Scheitel (dein Kronen-Chakra) einströmt. Mit unserer Vorstellungskraft und klaren Absicht leiten (lenken) wir diese Energie durch unseren Körper.

Wir wechseln in unserer Vorstellung mal zum Herz, mal zu den Fußsohlen, usw.

Meditation

Begib dich in eine für dich bequeme Position.
Konzentriere dich auf deinen Atem, auf das Einatmen wie auf das Ausatmen. Nimm dir dafür Zeit.

Atmen

Im nächsten Schritt sagst du dir in Gedanken oder laut beim Einatmen: Ich atme LIEBE ein. Beim Ausatmen sagst du dir: Ich atme FRIEDEN aus.

Fußsohlen konzentrieren

Wenn das gut fließt, konzentriere dich auf deine Fußsohlen. Wie nimmst du mit deinen Fußsohlen den Boden wahr? Was spürst du? Wie ist der Boden? Weich, hart, warm, kalt, vielleicht spürst du

ein Kribbeln...? Nutze deine Schöpferkraft und stell dir vor, dass aus deinen Fußsohlen (oder den Körperteilen, welche den Boden berühren) rote, kräftige Wurzeln in Richtung Erdmittelpunkt wachsen. Stell dir ganz lebendig vor, wie deine Wurzeln Erdschicht für Erdschicht durchgraben. Vielleicht kommt Geruch von frischer Erde hoch? Oder Kratzgeräusche von Steinen, an welchen deine Wurzeln vorbei wachsen. Mit jedem Atemzug wachsen deine Wurzeln tiefer, tiefer und tiefer.

Atme weiterhin Liebe ein und Frieden aus. Konzentriere dich immer wieder auf deine Atmung.

Herzraum wahrnehmen

Im nächsten Schritt lenke deine Aufmerksamkeit auf den Herzraum. Unterstütze dies, indem du eine Hand auf dein Herz legst. Was fühlst du mit deiner Hand? Was nimmst du wahr? Wärme? Kühle? Vielleicht spürst du dein Herz schlagen? Vielleicht nimmst du wahr, wie sich dein Brustraum hebt und senkt. Nimm dir Zeit für all diese Wahrnehmungen.

Atme weiterhin Liebe ein und Frieden aus. Konzentriere dich immer wieder auf deine Atmung.

Vis Vitalis - LebensKraft einströmen

Und wenn das für dich passt, dann bitte um das Einströmen der Vis Vitalis, der LebensKraft über deinen Scheitel, über dein Kronen-Chakra mit den Worten oder Gedanken:

Ich bitte von ganzen Herzen
um das Einströmen der Vis Vitalis,
jetzt.

Unterstütze deine Bitte mit einer Vorstellung. Stelle dir ein helles, weißes, leuchtendes, heilsames Licht vor, welches über deinen Kopf in dich einströmt und dich durchströmt.

Nutze dein Bewusstsein, gepaart mit deiner Absicht und Willenskraft, und lenke diese Energie von Kopf, Hals, Brustraum, Armen und Händen, Bauchraum, Becken, Oberschenkel, Knie, Unterschenkel und Füßen, Zehen durch deinen Körper.

Konzentriere dich jeweils auf diese Abschnitte, bis du bei den Zehen angelangt bist.

Sage dir und stelle es dir auch vor und fühle es: Jede Zelle ist erhellt und erleuchtet durch diese wunderbare weiße, heilsame Energie.

Atme weiterhin Liebe ein und Frieden aus. Konzentriere dich immer wieder auf deine Atmung.

Beobachter

Werde ganz zum Beobachter. Stell dich gedanklich neben dich und beobachte dich selbst.

Vis Vitalis: Beobachte, wie dieses wunderbare helle, weiße, leuchtende, heilsame Licht in dich einströmt und durch dich durchströmt.

Herz: Konzentriere dich immer wieder auf dein Herz.

Fußsohlen: Beobachte, wie ganz von alleine mit jedem Atemzug deine Wurzeln tiefer und tiefer wachsen.

Atme weiterhin Liebe ein und Frieden aus. Konzentriere dich immer wieder auf deine Atmung.

Bitten

Wenn du möchtest, kannst du Bitten aussprechen, laut oder gedanklich.

Beispielsweise: Ich bitte von ganzem Herzen um vollkommene Gesundheit für mich.

Beende die Meditation, indem du Liebe einatmest und Frieden ausatmest.

Mach zum Abschluss noch drei kräftige Atemzüge und öffne die Augen langsam. Dehne und strecke dich...

HERZ MEDITATION

Nachfolgende einfache Meditation ist eine wunderbare Möglichkeit als Einzelmeditation oder vor oder nach der Vis Vitalis Meditation, um Konzentration, Aufmerksamkeit, Achtsamkeit, Energie lenken zu üben und vor allem das Herzzentrum besser wahrzunehmen. Wir energetisieren mit der Herzmeditation den Raum und vor allem Seele- Geist- Körper.

M e d i t a t i o n

Konzentriere dich auf dein Herz. Wenn du möchtest, kannst du auch eine Hand auf dein Herz legen.

Atme Liebe ein und Frieden aus.

Nimm alles wahr rund um deinen Herzraum.

Was fühlst du im Herzbereich? Wärme...

Nimm wahr, dass in deinem Herzen ein kleines Licht brennt. Konzentriere dich auf dieses Licht.

Herzlicht *AUSDEHNEN*

Herzraum

Dehne dieses Licht aus, mach es größer und heller, so dass dein gesamter Herzraum erhellt und erleuchtet ist.

Brustraum

Mit jedem weiteren Atemzug mach es noch größer, so dass dein gesamter Brustraum, diese wunderbare Kathedrale, erhellt und erleuchtet ist von deinem Herzlicht.

Innenraum - Tempel

Dehne es weiter aus, so dass dein gesamter Innenraum von den Zehen bis zum Kopf, dieser wunderbare Tempel, erhellt und erstrahlt durch dein Herzlicht.

Aura

Mit jedem Atemzug dehne es weiter aus, so dass dein Herzlicht über deine Haut strahlt und leuchtet, so dass du in einer wunderbaren Aura bzw. Korona sitzt.

Raum

Dehne dein Herzlicht weiter aus, so dass der gesamte Raum, in dem du dich aufhältst, erhellt und erstrahlt durch dein Herzlicht.

Genieße diesen Zustand des Erleuchtet-Seins.

Herzlicht zurücknehmen, *KLEINER MACHEN*

Aura

Nimm jetzt dein Herzlicht wieder zurück, sodass es ein paar Zentimeter über deiner Haut strahlt und leuchtet.

Innenraum - Tempel

Nimm dein Herzlicht weiter zurück, sodass dein gesamter Innenraum von den Zehen bis zum Kopf erhellt ist und strahlt.

Brustraum

Mit jedem Atemzug nimm dein Herzlicht zurück, sodass dein Brustraum, diese wunderbare Kathedrale, erhellt und erleuchtet ist von deinem Herzlicht.

Herzraum

Und weiter zurück, so dass dein Herzraum erhellt und erleuchtet ist.

Bring dein Herzlicht in die Position, in der du es vorgefunden hast und sei dir bewusst, dass du dein Herzlicht jederzeit, wann immer du möchtest, ausdehnen kannst.

OM - AMEN MEDITATION

Die heiligen Schwingungen Om und Amen verbinden uns direkt mit den heiligen Schwingungen des Kosmos. Ich habe mir eine Schnur geknüpft mit 9 Knoten und zelebriere 3x9-mal das Om, also 27-mal. Mein Ziel ist, mich durch den zelebrierten Om-Laut mit der Schöpfung zu vereinen. Die Gedanken lösen sich dabei von alleine auf.

Eine Variante ist 9 Om, dann 9 Amen und wieder 9 Om zu zelebrieren. Oder 9 mal 3 Amen als weier Variante. Probiere selber aus, was für dich stimmig ist.

Gerne lade ich beispielsweise meinen Hauptgeistführer nach den ersten 9 Om ein, dass er seine geistigen Hände in meine offene rechte Hand legt. Dann folgen die nächsten 9 mal 2 Om. Mach deine Erfahrung.

ATEM MEDITATION

1) Tief einatmen:

Während des Einatmens sagst oder denkst du dir:

- Ich bin sehr zufrieden, gut ausgeruht und vollkommen Gesund.
- Gesundheit dehnt sich in meinem Körper, in meinem Sein aus.
- Ich absorbiere heilende, ausgleichende, göttliche, positive Energie.
- Ich bin liebevoll verbunden mit Mutter Erde, dem Universum, mit allem was ist und sich in der göttlichen Ordnung bewegt.

Stell dir auf deine Weise mit allen Sinnen vor, wie heilsame Energie in Form von z.B. angenehmem Licht (oder goldenem, für dich angenehmen, wärmenden, leuchtenden Nebel) in dich einströmt, wie du es einatmest, und es sich in dir verteilt.

2) Luft anhalten:

Während des Luft-Anhaltens sagst oder denkst du dir

- positive Gedanken bringen mir Nutzen und Vorteile, die ich anstrebe.
- Alle meine Organe, Zellen, mein ganzes Sein, sind ausgeglichen, werden belebt und erneuert, mit Lichtnahrung vollkommen versorgt.
- Es geht mir jeden Tag (jede Stunde, jeden Atemzug) in jeder Hinsicht besser, besser und besser.

- Ich habe zu mir (Seele-Geist-Körper), wie zu Wesenheiten, Energieformen, Spirits, welche in der göttlichen Ordnung stehen Resonanz.

Stelle dir auf deine Weise mit allen Sinnen vor, dass du kerngesund bist. In einem absoluten Hoch. Stelle dir vor, wie veränderte Bereiche, falls vorhanden, vital und vollkommen gesund sind. Wie du dich frei und unbeschwert bewegst.

3) Ausatmen:

Während des Ausatmens sagst oder denkst du dir:

- Ich lösche alle für mich unvorteilhaften Gedanken.
- Unerwünschte, unvorteilhafte Gedanken, Energien haben keinen Einfluss auf mich.
- Schlechte Fremdeinflüsse, welche auf mich projiziert werden, wandeln sich in Licht um und machen mich stark.

Stelle dir auf deine Weise mit allen Sinnen vor, dass du alles was dich belastet, ausatmest. Spuck es aus... Schüttle es gedanklich ab oder bewege dich, tanze schüttle alles alte Laub ab. Der Köper ist gereinigt, sauber, clean. Die Zellen vital und verjüngt. Die Zellen schwingen optimal. Alles ist gut.

4) Ein erholsames Ein- und Ausatmen folgt, so wie es für dich angenehm ist.

Der Atemzyklus (1 – 4) beginnt von Neuem,
im Idealfall 25 Zyklen.

Allgemeines zur ATEM-Meditation

a) Es ist bereits sehr wirkungsvoll, den Atemzyklus (1-4) ***ohne*** gedankliche oder gesprochene Affirmationen oder Vorstellungen zu praktizieren.

Der Atemzyklus sollte bereits fließen, ein Teil von dir sein, bevor du ihn ausbaust.

b) Es ist durchaus möglich, nur einen Satz pro Atemphase zu sprechen oder zu denken.

c) Wenn du über die gesamte Atemphase (1-4) überhaupt nur einen einzigen Satz sprichst, ist das auch möglich.

Facetten des Atemzyklus

Während des Luftanhaltens (2) den unteren Bauchraum anspannen, die Energie halten.

Entwickle deinen eigenen Atemzyklus Schritt für Schritt. Baue ihn langsam aus. Lasse dir viel Zeit dabei.

ZELLREINIGUNGS-MEDITATION

Bei dieser Meditation atmen wir durch die ***Nase*** ein und leicht hörbar durch den ***Mund*** wieder aus. Das Ausatmen gestaltet sich so, wie wenn du mit längerem Ausatmen sanft etwas wegblasen möchtest. Die Lippen formen sich, wie wenn du pfeifen würdest.

Also: Nase ein und Mund aus.

Der Vorteil dieser simplen Atemtechnik ist, dass wir nicht einschlafen. Diese Meditation eignet sich besonders auch im Liegen.

Meditiere ich lange, liege ich am Rücken. Ich habe mit dieser Meditation sehr gute Erfahrungen gemacht.

Wir atmen durch die Nase ein und durch den Mund aus...

Lege deinen Fokus mehr auf das Ausatmen.

Wenn das passt, stell dir vor, dass aus den Körperteilen, die den Boden berühren, Wurzeln wachsen, in Richtung Erdmittelpunkt.

Stelle es dir ganz lebendig vor, mit all deinen Sinnen. Vielleicht hörst du Kratzgeräusche von deinen Wurzeln oder es kommt Geruch von frischer Erde hoch. . .

Deine Wurzeln wachsen mit jedem Atemzug von alleine tiefer, tiefer und tiefer...

Stell dir vor, dass deine Wurzeln bis hin zu einem wunderbaren blauen, türkisen, klaren Wasser wachsen. Nutze deine Schöpferkraft und stell dir das Wasser vor. Rieche und fühle es.

Deine Wurzeln finden dieses Wasser von ganz alleine. Das haben Wurzeln so an sich... Sie tauchen in das Wasser ein. Dieses wunderbare, klare Wasser fließt von alleine hoch und durchspült deinen gesamten Körper und fließt wieder ab.

Betrachte das Wasser, das hoch kommt, im Vergleich zu dem Wasser, das abfließt.

Konzentriere dich auf deine Atmung und beobachte hin und wieder das Wasser, das alle deine Zellen reinigt.

ALLGEMEINES ZU MEDITATION

Atmen

Wenn ich vom Atmen spreche, meine ich die Bauchatmung. Beim ***Einatmen*** durch die Nase (durch die Nase atme ich auch wieder aus) gelangt Luft in meinen Köper. Der Bauch wird größer. Beim Ausatmen wird der Bauch wieder kleiner.

Eine Variante wäre: Durch den Mund einatmen - Bauch hebt sich, wird größer, durch Nase ausatmen... oder umgekehrt, durch die ***Nase einatmen*** und durch den ***Mund ausatmen.*** Diese Vatiante bevorzuge ich. Sie hat den Vorteil, dass du den „Alltags-Atem-Modus“ unterbrichst.

Nur so zu atmen (Nase ein, Mund aus) während einer Meditation ist für mich schon sehr heilsam. Beim Einatmen wölbt sich der Bauch nach außen. Wenn das bei dir nicht so ist, übe es. Als Kind hast du so geatmet.

Beim Ausatmen wird der Bauch wieder kleiner...

Der Atemzyklus führt dich in einen entspannten Alphazustand. Durch die regelmäßigen vorteilhaften Affirmationen kommst du in Balance. Dein Leben wird bunter und erfüllter.

Beobachten wir unseren Atem, ist das an sich schon eine wunderbare Meditation.
Stell dir die Atmung wie ein Pendel vor. Bei einem Pendel kommt es während des Hin und Her Pendelns zweimal zu einem Nullpunkt, in welchem es ruht, bis es wieder in die andere Richtung ausschlägt. Beim Atmen ist das ähnlich. Beobachte beispielsweise

nur einen der beiden Nullpunkte, also bevor du vom Einatmen zum Ausamten wechselst.

Einatmen, Nullpunkt, Ausatmen, Nullpunkt, Einatmen...

Wenn wir möchten, können wir Affirmationen zum Atmen dazugeben, *siehe Kapitel V, Atem-Meditation oder Vis Vitalis Meditation.*

Oder: Nase einatmen, Mund ausatmen – *siehe Kapitel V, Zellreinigungs- Meditation.*

Solange wir das Atmen wahrnehmen, haben wir noch ein Körperbewusstsein. Um die Tür des Körperbewusstseins zu durchschreiten, hilft uns der Atem.

Das Wichtigste ist, dass du dir täglich Zeit nimmst zum Meditieren. Fünf Minuten sind besser als gar nichts.

Willen: Bei Meditationen, bei welchen wir unseren Willen einsetzen, ist es vorteilhaft, die Konzentration auf das dritte Auge zwischen den Augenbrauen zu lenken.

Gedanken: Bei Meditationen, bei welchen wir unsere Gedanken verwenden, ist es vorteilhaft, sich auf das verlängerte Mark zu konzentrieren. Das verlängerte Mark liegt am oberen Ende der Halswirbelsäule und ist die Eintrittsstelle der LebensKraft.

Gefühl und Hingabe: Bei Meditationen, bei denen wir unser Gefühl und unsere Hingabe zum Ausdruck bringen möchten, konzentriere dich auf dein Herzzentrum.

Gerne meditiere ich so!

Ich atme beim Kronen-Chakra ein und beim Herz-Chakra aus. Wichtig dabei sind innere Bilder und eine positive Affirmation. Vorerst genügt die (abstrakte) Vorstellung mit inneren Bildern, dass du beim Kronen-Chakra einatmest und beim Herz-Chakra wieder ausatmest. Stelle es dir ganz real vor, wie die Luft (Energie) beim Kronen-Chakra einströmt und beim Herz-Chakra wieder ausströmt.

Dieser Energie welche einströmt, kannst du Farben und Eigenschaften geben. Helles, weißes, leuchtendes, heilsames Licht. Angenehm warm...

Individuelle Beispiele: Benötigt mein Arm Aufmerksamkeit, atme ich bei den Fingerspitzen ein und bei der Schulter wieder aus oder umgekehrt.

Auch hier sind alle Facetten des jeweiligen Körperbereiches für das Ein- und Ausatmen möglich.

Diese Zonen werden besonders gut energetisiert. Durch das tägliche Praktizieren entwickelst du dich rasant weiter.

Siehe auch Kapitel I, Eine gesunde Wirbelsäule, Absatz: Nutze deine Schöpferkraft

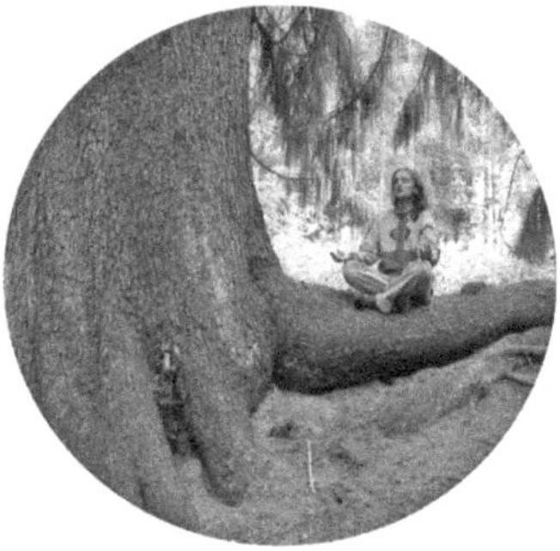

Kapitel VI

Geheimnisse

SEELE UND GEIST HABEN IHRE EIGENE INTELLIGENZ

Tust du deinem Köper etwas Gutes, im Einverständnis mit deiner Seele und deinem Geist, entfalten sich Freude und ein Wohlgefühl bis hin zu Glückseligkeit.

Seele und Geist haben ihre eigene Intelligenz. Die Seele entfaltet die größte Kraft im Vergleich zum Geist oder anderen Ebenen.

Blockieren wir den Ausdruck der Seele mit unserem Ego, schaffen wir Disharmonie in uns bis hin zu Blockaden. Der Ausdruck der Seele sollte immer in Einklang mit unserem Tun, mit unserem Wirken sein. Du kannst mit deiner Seele kommunizieren wie mit deinem besten Freund, deiner besten Freundin. Die Seele hat im Laufe der Zeit ein unerschöpfliches Wissen, Erfahrung und Bewusstsein entwickelt.

Dein erster und wichtigster Berater und Ansprechpartner ist deine Seele.

Nutze die Weisheit deiner Seele.

Nutze die Kraft deiner Seele.

Kommunikation

Liebe Seele: Du hast die Kraft zu heilen, bitte mache deine Sache gut, damit sich ein Wohlgefühl z. B. in meinem Rücken ausdehnt.

Lieber Geist: Du hast die Kraft zu heilen, bitte mache deine Sache gut, damit sich ein Wohlgefühl z. B. in meinem Rücken ausdehnt.

Lieber Körper, liebe Zellen: Ihr habt die Kraft zu heilen, bitte macht eure Sache gut, damit sich ein Wohlgefühl z. B. in meinem Rücken ausdehnt.

Allgemein

Viele Menschen kommunizieren mit geistigen Wesen. Sei dir ab jetzt bewusst, dass dein erster Ansprechpartner deine Seele ist. Begib dich in Meditation oder stelle mal schnell eine Frage. Du wirst umgehend, im Moment, die Antwort von deiner Seele erhalten.

Unsere Seele steht für den Ausdruck der Schöpfung. Den Ausdruck der Schöpfung beobachten wir in Leben, Wachstum, Gesundheit, Freude, Ideen, Schöpferkraft, Frieden, Liebe, Teilen, Natur, Sozialem, Verbundenheit mit allem was ist, Freiheit, Lebensfreude, Fülle, Lachen, Veränderung, Herzkraft, Fruchtbarkeit, Harmonie. . .

Richte dich klar auf diese Tugenden aus. Alle Gedanken, die nicht diesen Tugenden entsprechen, ***weise ab.*** *Siehe Kapitel I, Gedankenhygiene.*

CHANNELING – KANAL

Jeder Mensch kann von Natur aus channeln, sich mit Engeln, aufgestiegene Meistern, Ahnen usw. verbinden und Energie übermitteln. So wie in der grobstofflichen Welt gibt es auch in der feinstofflichen Welt beide Seiten.

Bist du durch deine Lebensweise kein klarer, reiner Kanal, erreichst du auch keine klaren, reinen Wesenheiten, Botschaften und Energien. Wie schon mehrfach angesprochen, drücken Alkohol, tote Nahrung, jegliche Form von bewusstseinsverändernden Substanzen (Drogen, Medikamente, Nikotin), Getränke welchen den Tag zur Nacht und die Nacht zum Tag machen, und ganz besonders dein Gedankenkonzept deine Schwingung.

Bei Vorliegen solcher unvorteilhafter Faktoren gehe davon aus, dass du beim Channeln mit Wesenheiten kommunizierst, welche sich im „Schafspelz" verkleiden. Energien, welche du als Kanal überträgst, können nicht mit göttlicher Natur beseelt sein.

Möchtest du als Heilmedium lichteste Energie übertragen oder mit hoch schwingenden Wesenheiten kommunizieren, arbeite an deiner Lebensweise.

Vermittelt wurde und wird von den „Sanften" in der Vergangenheit bis heute, wie wir als hoch schwingender Kanal wirken dürfen, was notwendig ist, dass wir durchlässig sind für Botschaften von Lichtwesen. Ebenso wurde von den „Sanften" erzählt, welche Faktoren es sind, dass klarste, reinste göttlich beseelte Energie über uns fließen kann.

Umgekehrt, in einem hoch schwingenden Kanal können keine Botschaften von niedrig schwingenden Wesenheiten vermittelt werden, kann keine niedrig schwingende Energie fließen. Ich lege den TeilnehmerInnen in meinen Ausbildungen nahe, dass die Arbeit an sich selber genauso wichtig ist wie die Verinnerlichung des Vermittelten. Hast du eine wunderbare Verbindung zur Schöpfung, möchtest du nichts mehr an dich ranlassen, was nicht im Sinne der Schöpfung ist. Dieser Bewusstseinwandel geht von ganz alleine. Die tägliche „Praxis" unterstützt dich sehr auf deinem Weg als Lichtarbeiter. Jedes Mal, wenn du dich beim Channeln intensiv mit geistigen Wesen verbindest, inkorporiert letztendlich ein geistiges Wesen. Energieanteile von dir gehen verloren. Es kostet dir Lebensenergie.

Entscheide, ob du das möchtest!

Ich arbeite gerne mit der geistigen Welt zusammen, lasse mich in meiner Arbeit unterstützen. Meine Absicht ist, dass meine Kraft zu 100 Prozent bei mir bleibt.

In der heutigen Zeit, 5. Dimension, geht es darum, dass du dich selbst ermächtigst, dir bewusst wird, dass du die Kraft bist, dass du ein heiliges Wesen bist, dass du göttlich bist. Du findest alle Antworten in dir.

Gib keine Verantwortung ab. Bilde dich als klarer, durchlässiger Kanal, als Lichtarbeiter selber aus. Dein Weiterkommen, deine Entwicklung in deinem wunderbaren Körper, geht wesentlich rascher voran als ohne Körper in der geistigen Welt. Richte deine Aufmerksamkeit auf dein inneres Wachstum. Gib deiner Entwicklung Raum und Zeit, täglich. Lasse dich nicht zu sehr von der grobstofflichen Welt vereinnahmen. Erfreue dich an der Materie, mach dich aber von dieser nicht abhängig. Halte deinen Geist von trüben Gedanken frei. Überlege dir jeden Tag aufs Neue, was du zum Wohle aller machten kannst. Jeden Tag eine gute Tat. Auch wenn Sie noch so klein sein sollte...

MENSCH – TIER

Der menschliche Körper ist einzigartig unter allen Geschöpfen, obgleich anatomische Ähnlichkeiten mit Tieren zu beobachten sind. Wäre das nicht so, könnten keine Organe von Tieren an Menschen verpflanzt werden.

Wir Menschen besitzen ein geistiges Zentrum göttlichen Bewusstseins, welches als Sitz des herabsteigenden Geistes zu betrachten ist. Diese Zentren sind Yogis bekannt, wie auch beispielsweise dem heiligen Johannes, welcher es in der Offenbarung beschrieben hat. Es liegt an jedem Menschen, diese Zentren zu aktivieren und zu pflegen, um damit zu arbeiten.

Und da Jesus getauft war, stieg er alsbald aus dem Wasser; und siehe, da tat sich der Himmel auf und er sah den Geist Gottes wie eine Taube herabsteigen und auf ihn kommen.

Und siehe, eine Stimme kam vom Himmel, die sprach: Dies ist mein lieber Sohn, an dem ich Wohlgefallen habe! Matthäus 3, 16-17

Wenn der Geist Gottes herabsteigt, sich manifestiert (was als Taube symbolisiert wird) wird er zur Dreieinigkeit: Gott Vater - Sohn - Hl. Geist. Es würde wie ein wunderbares strahlendes Licht aussehen. Wir sprechen hier von der höchsten Taufe. Diese Taufe hebt unser Bewusstsein an und erweitert es. Verbinde dich täglich mit dieser Kraft. Das ist ein klarer Unterschied zu Tieren.

Übernehmen wir bitte keine Gewohnheiten von Tieren wie Hierarchiegehabe oder sonstige Eigenschaften. Lasse deine Lebensenergie nicht sinnlos verpuffen.

Tiere, Menschen, Pflanzen sind aus dem Geist Gottes hervorgegangen. Wir sollen das, was göttlich ist, nicht zerstören.

Mittlerweile machen wir Menschen Mutter Erde unbewohnbar. Die schweigende Mehrheit sieht zu. Jeder Mensch ist aufgerufen, im Sinne der Schöpfung zu agieren. Wir sollten mit unseren Händen, Gedanken, mit unserer Schöpferkraft als heilige Wesen nachhaltige, fruchtbare Zustände schaffen in allen Lebensbereichen. Wende dich dem Guten, der Natur, der Kraft Gottes zu und sei offen dafür.

Kappe diese wunderbare Verbindung nicht mit Alkohol, Drogen, toter Nahrung, negativem Gedankengut. Richte dich täglich klar aus. Welchen Weg gehe ich? Bringe dich mit dem Klang der Schöpfung in Einklang. Stimme dein Instrument jeden Tag aufs Neue. Dankbarkeit ist eine starke Kraft.

Schlusswort

Ich wünsche dir von ganzem Herzen, dass dich dieses Buch inspiriert hat „deinen Weg“ zu gehen. Im Weiteren, dein Geschenk des Lebens selbstermächtigend und selbstbestimmend, im Einklang mit der Schöpfung, auszupacken. Mögen sich durch deinen inneren und äußern Frieden Liebe und Seelenblüten entfalten, welche du in die Welt trägst.

Liebe, Kraft und alles Gute wünsche ich dir

von ganzem Herzen,

Norbert

Glossar

Agnihotra Feuer

ist eine grundlegende Feuertechnik, die auf dem Biorhythmus von Sonnenaufgang und Sonnenuntergang beruht und bereits in den alten vedischen Wissenschaften beschrieben ist. Es wird für die Reinigung der physikalischen wie feinstofflichen Atmosphäre genutzt. (Siehe auch im Glossar unter Feuer.)

Akasha Chronik

Sie ist eine feinstofflich-universelle Bibliothek welche alle

A) Lebens-Daten (Lebenspläne) aller Seelen, die gelebt haben, enthält,

B) Dokumentation eines jeden Ereignisses.

C) In der Akasha Chronik wird jeder Gedanke gespeichert, der im gesamten Universum von einem Wesen gedacht wurde und wird.

Die Anweisung (siehe Kapitel II, Die Anweisung: Die Sprache, damit dich die Schöpfung – Gott versteht!)

Es ist uns vor 2000 Jahren eine klare Anweisung von Jesus Christus vermittelt worden, WIE wir mit Gott kommunizieren können.

Astralwelt

Die Astralwelt ist die feinstoffliche – geistige – Welt. Bei einem Körperaustritt bewegen wir uns in der Astralwelt. Für viele indigene Völker ist die Reise in der Astralwelt die eigentliche Realität. Unsere grobstoffliche Welt ist für sie nicht so wichtig. Wir können in der Astralwelt lernen, so wie in der grobstofflichen Welt. In der Astralwelt gibt es verschiedenen Schwingungsebenen, in welchen wir uns bewegen können.

Äther

Die fünf Elemente sind: Erde, Wasser, Feuer, Luft und Äther

Der Äther wird in der griechischen Mythologie als „oberer Himmel" bezeichnet.

Der Äther durchdringt das gesamte Universum, ist nicht atomar aufgebaut und wird daher als physische Darstellung des Göttlichen bezeichnet. Äther, Raum und Zeit sind alldurchdringend, immerwährend und als Einheit zu betrachten. Im Äther entfaltet sich Klang, das gesamte Spektrum der Vibration.

Äther steht für Lebensenergie, Gedankenkraft und geistiges Potenzial und wird dem Kehlkopf-Chakra zugeordnet.

Aufgestiegene Meister - Meister des Lichtes

Aufgestiegene Meister sind Lichtwesen, welche auf der Erde als Menschen lebten und den Aufstieg in die 5 Dimension gemeistert haben. Sie haben die Begrenzung des Karmas durchbrochen und stehen im heiligen Dienst der Schöpfung, um für die Menschen zu wirken. Aufgestiegene Meister waren fähig, sich selbst und die Welt um sich herum zu verändern, „Wunder" zu bewirken, und haben es zu ihrer spirituellen Meisterschaft gebracht in vielen Inkanationen. Eine weitere Inkanation ist nicht mehr notwendig. Diese Menschen sind aufgestiegen, erleuchtet und somit fähig, ihr Bewusstsein auszudehnen. Aufgestiegene Meister wirken als spiritueller Lehrer oder Heiler je nach ihren speziellen Fähigkeiten und Aufgaben zum Wohle Aller über auserwählte Menschen (Medien), oder sie wirken in heiligen Räten.

Auch aufgestiegene Meister entwickeln sich weiter. Avatare waren: Zaratustra, Krishna, Buddha, Lao Tse, Sananda Immanuel, Sai Baba (2011 †) und viele andere.

Aufstieg (siehe Kapitel IV)

Siehe im Glossar unter spiritual opening, spirituelles Öffnen

Aura (siehe Kapitel IV, Energiekörper - Aura)

Als Aura werden Energiefelder in mehreren Schichten bezeichnet, welche ineinander greifen und den Körper umhüllen. Der Energiekörper ist mit spezieller Fotografie darstellbar. Unter gewissen Voraussetzungen auch mit freiem Auge sichtbar. Tritt ein Mensch in das Energiefeld eines anderen Menschen ein, verändern sich dessen Gehirnwellen. Das ist am PC mit entsprechender Soft-und Hardware ersichtlich. Probiert das mal aus. Die Auraschichten schützen uns wie eine energetische Haut. Umso brüchiger und dünner diese ist, umso mehr sind Tür und Tor offen für unvorteilhafte Energie.

Die Aura ist auch ein Informationsspeicher, ein Archiv in dem unser Leben, unsere Gefühle, Gedanken, Erinnerungen, Denk-, Glaubens und Verhaltensmuster, die Familiengeschichte und die Erfahrungen aus früherem und heutigem Leben gespeichert sind.

Avatar

Ein Avatar ist eine Verkörperung Gottes, die Kraft Gottes, welche sich in einer besonderen Seele manifestiert, um dem Menschen im Streben nach höchster geistiger Verwirklichung (Bewusstseinszustand) Wegbereiter, Vorbild und Lehrer zu sein.

Bedingungslose Liebe

Liebe in sich ist immer bedingungslos. Liebe, welche an Bedingungen geknüpft ist, ist keine Liebe, sondern ein Handel. Wenn du diesen Handel als Liebe bezeichnest, da du Vorteile dadurch hast, ist das OK und gut. Nur hast du die Liebe dann nicht kennengelernt. Liebe ist absolut frei. Freie Entscheidung, freies Handeln. Liebe ist rational schwer zu fassen. Es ist ein Gefühl, ein Gefühl von erfüllt sein, angekommen sein. Menschen, welche verliebt sind, benötigen kaum Nahrung. Krankheiten lösen sich auf. Der Mensch steht in seiner Kraft. Liebe fängt bei dir selbst an: Ich liebe mich zu hundert Prozent, Körper - Geist - Seele. Sollte das nicht möglich sein, dich vollkommen zu lieben und anzunehmen wie du jetzt bist, finde einen Weg, dass du dich bedingungslos lieben kannst. Liebe kann nur über das Medium Liebe fließen, so wie Strom nur über ein leitfähiges Kabel fließen kann. Mach dich zu einen „leitfähigen Kabel“ für Liebe.

Befreiungsarbeit - Exorzismus (siehe Kapitel II, Unreine Geister, Besessenheit)

Bewusstsein - Geist

Ich erfahre mein Bewusstsein als Reflexionsfläche des Geistes. Das Bewusstsein empfängt die Reflektion des Geistes, wenn es die Information begreift, erfasst.

Im Bewusstsein können wir die Dinge fassen damit wir sie in die „Realität“ über das Denken umsetzen. Eine Idee beispielsweise reflektiert sich im Bewusstsein welche der Geist projiziert hat. Der Geist durchdringt alles, ist grenzenlos. Wir können unseren Geist steuern. Mit dem Geist erschaffen wir über das Bewusstsein unsere Realität. Das Bewusstsein ist vergleichbar mit einem Bildschirm. Der Geist hingegen schafft die Vorraussetzungen, dass der Bildschirm funktioniert. Das Bewusstsein ist grenzenlos. Der Geist kann alles durchdringen und ist fokussierbar auf eine Sache. Der Geist ist wie eine Schnittstelle des Computers zu verstehen, welcher mit dem feinstofflichen Bereich der Seele in Verbindung steht, sowie mit dem schaffenden Teil des Bewusstseins. Der Geist steuert die Kraft, ist der treibende Teil, nicht aber die Kraft selber.

Bovis-Wert BE

Der Bovis-Wert ist eine Messeinheit, mit welcher die Lebensenergie/Kraft-Schwingung von Örtlichkeiten, Substanzen, Dingen und Menschen bestimmt wird.

Dieser Messwert ändert sich ähnlich wie die Temperatur.

Heilung, Spontanheilung... stehen im Zusammenhang mit hohen Schwingungen. Ein Bovis-Wert von 7000 gilt als neutral.

Burn Out aus spiritueller Sicht (siehe Kapitel I, Weisheit 10)

Energiemangel: Bist du in einer energetischen Mangel-Verfassung, welche sich über längere Zeit aufgebaut hat, bezeichne ich diesen Zustand als Burn-Out. Es ist Handlungsbedarf gegeben, damit du wieder durchströmt wirst mit Lebensenergie. Verbrauchen wir mehr Energie, als wir aufnehmen, kommt es zu einem energetischen Mangel. Es ist wie bei einem Konto. Hebst du mehr ab als du einzahlst, kommt es zu einem Minus am Konto. Von heute auf morgen „Burn Out“

abzulegen, geht in der Regel nicht. Die Weichen dazu stellen, dass sich ein vorteilhafter Prozess entfalten kann, schon!

Wir haben verlernt, unser(e) Chi – Lebensenergie – zu wahren. Wir verbrauchen, verbrennen unsere Lebensenergie in den ersten 50 Lebensjahren oder schneller! Energieeinbrüche sind vorprogrammiert. Wir verbrennen nicht nur das Heizmaterial, sondern gleich den Ofen mit.

Channeln

Ist das Übertragen einer Botschaft aus der geistigen Welt über ein Channelmedium. Die Geistwesen können der lichten, wie aber auch der dunklen Seite angehören. Wir erreichen nur die Schwingungsebene, in welcher wir selber schwingen.

Clearing (siehe Kapitel II, Unreine Geister, Besessenheit)

Christusbewusstsein

Das von Gott ausgehende Bewusstsein ist das höchste Bewusstsein, das wir Menschen erreichen können. Es ist das Erkennen, was Wirklichkeit ist. Ein allumfassendes Bewusstsein, das Einssein mit Gott.

Christuszentrum

Das Christuszentrum befindet sich zwischen den Augenbrauen. Es wird als Sitz des geistigen Auges (drittes Auge) bezeichnet. Es ist das Zentrum der Willenskraft, Konzentration und des Christusbewusstseins.

Dämonen (siehe Kapitel II, Unreine Geister, Besessenheit)

Dharma

Regeln und Ordnung, welche die Schöpfung aufrecht halten. Die Aufgabe des Menschen ist es, in Harmonie mit dieser Ordnung zu leben.

Spirituelle DNS/DNA-Antennen

Die DNS enthält unseren genetischen Code, wie auch Grundlagen zur Steuerung unseres Gehirns. Wir haben in der Regel nur noch 2 von 12 DNS-Strängen – Antennen – offen. Verfügen wir über unsere 12 DNS-Stränge (Kanäle), werden wir auch unser Potential zu 100 Prozent nutzen können. Telepathie, Telekinese, Teleportation oder Materialisierung wird wieder möglich sein. Deine Sende- und Empfangsmöglichkeiten haben sich um ein Vielfaches erweitert. Mir persönlich fällt auf, dass die Mutter Gottes mit 12 Sternen (Strahlenkrone) dargestellt ist.

Drogen (siehe Kapitel II, Unreine Geister, Besessenheit)

Als Drogen bezeichne ich jegliche bewusstseinsverändernde Substanzen, wie Substanzen, welche auf das Nervensystem einwirken. (Alkohol, Nikotin, Koffein,

Pilze, jegliche erlaubte wie verbotene Substanzen, welche im weitesten Sinn als Droge bezeichnet werden. Schlaftabletten, stimulierende Tabletten...)

Durch provoziertes, emotionales Auslösen von körpereigenen Substanzen beispielsweise über Geschwindigkeitsrausch, Fall-Flugerlebnis, den Kick durch Gefahren, Schmerzen, Leiden zähle ich ebenfalls zu den Drogen, welche letztendlich den Körper kaputt machen.

Workaholic – Arbeitssucht – ist eine Form von Droge.

Viele Drogen werden von der Gesellschaft für gut und richtig bezeichnet. 8000 Tote infolge von Alkoholismus, 1.2 Mio. akut gefährdete Menschen in Österreich sind für mich alarmierende Zahlen.

Drogen haben alle etwas gemeinsam: Sie untergraben die Vernunft. Die Droge ist stärker als jegliches Wissen darüber. Drogen und Lügen gehen konform. Die Droge bringt dich weg von deinem feinstofflichen, göttlichen Teil. Sie unterbricht die Verbindungen in die lichte, geistige Welt und kappt den Zugang zu dir selbst.

Ego

Das Ego, Ich-Prinzip, unterliegt der Ratio, dem Denken. Du bist es, welcher sein Ego formt, es nährt. Das Ego will immer etwas. Selbst wenn dir die gesamte Erde gehört, möchte das Ego immer noch etwas. Das, was das Ego möchte, unterliegt nicht immer der göttlichen Ordnung.

Menschen mit ausgeprägtem Ego sehen sich als Mittelpunkt der Erde. Decken als erstes ihre Bedürfnisse ab. Nicht selten auf Kosten von anderen. Das Ego sieht sich gerne als Opfer, zu wenig zu bekommen.

Das Ego ist die Ursache für die Dualität der Trennung von Mensch und Göttlichem.

Das Ego ist wichtig und gut und hat seine Aufgabe. Noch wichtiger ist, dass du der Kapitän am Schiff bist und nicht das Ego! Überwinden wir das Ego, erwachen wir. Wir erkennen, wer wir sind.

Energie im Sinne von Chi, Prana, Lebensenergie, Matrix, Feld...

A: Definition für gläubige Menschen

B: Definition für wissenschaftlich orientierte Menschen

A) Wenn Geistheiler mit Energie arbeiten, meine ich, dass es sich immer um Energie handelt, welche direkt in Verbindung mit Gott steht.

Es ist wichtig zu definieren, was für Energie gemeint ist, mit welcher du arbeitest. Stammt die Energie von einer Batterie oder von einem selber?

B) Wenn Energetiker oder die TCM (traditionelle chinesische Medizin) mit Energie arbeiten, ist immer Lebensenergie gemeint (Chi). Die feinste und reinste Form von Energie. Energie, welche Leben erweckt und vital hält. Energie, welche Leben einhaucht. Die Kombination der Energie von: Sonne, Wasser, Erde und Luft schafft die Voraussetzung für Leben und Gesundheit. Nutzen wir diese Erkenntnis. Siehe auch unter Kapitel II, Erkenne dich selbst, Lehren der Essener.

Energetiker

Mit dem Begriff „Energetiker“ (Österreich), meine ich ein energetisches Wirken. Wie der Energetiker arbeitet, ob geistig oder mehr materiell, beispielsweise mit Mineralien oder Reflexzonen, ist abzuklären.

Energiekörper: (siehe Kapitel IV)

Der Mensch ist ein geistiges Wesen, welcher sich aus sieben feinstofflichen Energiekörpern (Auraschichten) und einem physischen Körper bildet. Der feinstoffliche Energiekörper, welcher den physischen Körper umhüllt, steht mit unseren 7 Hauptchakren der gleichen Farbe in Verbindung. Diese 7 Schichten sind unterschiedlich breit und "sehen" bei jedem Menschen anders aus. Die Schichten sind dabei nicht voneinander getrennt, sondern fließen ineinander und umhüllen so den biologischen Körper wie eine weitere Haut.

Engel – göttliche Boten, Spirit

Mit Engel bezeichne ich eine feinstoffliche autarke Energieform in verschiedenen Qualitäten. Ich unterscheide zwischen zwei Formen von Energien/Engeln.

Vorteilhafte, welche in der göttlichen Ordnung stehen, göttliche Boten.

Weniger Vorteilhafte, welche die göttliche Ordnung verlassen haben...

Die Essener bezeichneten die Kräfte, welche Leben hervorbringen wie Sonne, Wasser, Erde und Luft, auch als Engel. Ich nutze die physikalische Kraft wie die spirituelle Kraft dieser Elemente.

Werden bei Sitzungen geistige Wesen eingeladen mitzuwirken, ist zu beachten, wen genau wir über eine Anrufung einladen. Beispiel: „Bitte alle Engel helfen... dieses oder jenes aufzulösen“. Du ladest in dem Moment alle Engel ein! Die Vorteilhaften wie die weniger Vorteilhafen. Bitte bestimme g e n a u, wen du einlädst!

Exorzismus (siehe Kapitel II, Besessenheit)

Feuer

Das dynamische Element Feuer ist eines der ältesten Möglichkeiten, um „Dinge“ durch Verbrennen zu transformieren. Verbrennen ist nicht als Zerstörung zu sehen, sondern als Wandlung von einer Form – fest – in eine andere Form – gasförmig. Da Materie eine Form von Energie darstellt und Energie nicht verloren geht, sich also nicht in „nichts“ auflöst, verändert sich nur die Struktur der Energie bzw. Schwingung.

Feuer wird zur Reinigung eingesetzt. Blickst du in ein Feuer oder eine Kerze, hat das eine reinigende Wirkung auf dich, auf deine Gedanken. Bedenke, dass der erste Mensch, wenn er ins Feuer geschaut hat, dasselbe gesehen hat wie du. Feuer ist etwas Elementares. Unser System kennt Feuer seit jeher.

Unser Planet kennt Feuer seit jeher und kann sich darauf einstellen. Es gibt Pflanzen, welche sich erst vermehren, wenn ein Buschfeuer über das Land gefegt ist.

Feuer hat in spiritueller Sicht die Funktion von Transformation bis hin zu Schutz. Feuer hat in allen fünf Weltreligionen einen großen Stellenwert.

Freiheit

Wir sind mit einem freien Willen geboren. Es liegt an uns, diese wunderbare Möglichkeit zu nutzen um unser Leben so auszurichten, dass es uns gut geht. Aus spiritueller Sicht ermöglicht uns der freie Wille, alles das umzusetzen, zu erfahren, was unser feinstofflicher Teil benötigt, um auf einer anderen Ebene weiterzukommen.

Gott greift niemals in unsere Entscheidungen ein.

Nach meiner Erfahrung meldet sich die Seele beispielsweise mit Symptomatiken, wenn ich mich zu weit von meinem Weg, warum ich inkarniert bin, entferne. Fühlt sich die Seele verstanden, sind Symptomatiken, Lebensherausforderungen, nicht mehr notwendig.

Wir Menschen sind es, welche uns ein Paradies oder einen Kriegsschauplatz, Elend, auf der Erde schaffen. Es ist nie Gott. Gott trachtet nach Wachstum, Vielfalt und Fülle. Ein Großteil der Menschen sieht zu, wie wenige unseren Planenten unbewohnbar machen. Zu sagen: Gott soll das verhindern... Wir sind aufgerufen im Sinne von Gott, der Schöpfung, zum Wohle aller zu handeln. Stellvertretend für Gott. Wir sind göttlich und tragen den Funken Gottes in uns.

Geistheiler (siehe Einleitung und Kapitel IV),

Siehe auch in Glossar unter Energetiker

Gott

Der Begriff „Gott“ ist für mich nicht zu definieren. Es handelt sich um einen abstrakten, offenen Begriff.

Daher ist die Frage: „Glauben sie an Gott?“ Für mich eine unsinnige Frage. Gott wird auch als Liebe und Ordnung bezeichnet. Gott wirkt über ein Medium, wenn dieses im Bewusstsein der Liebe und der Ordnung lebt. Gott sendet Götterboten, den heiligen Geist. Gott erfahre ich in jeder Pflanze und in mir selber.

Göttliche Ordnung (siehe Kapitel II, Buße)

Alles was in der göttlichen Ordnung steht, ist in Harmonie, im Fluss des Lebens, gesund und vital. Der Ausdruck von Leben, Wachstum, Fruchtbarkeit ist ein Ausdruck dieser Ordnung. Machen wir uns diese Ordnung bewusst und leben sie.

Gravitationsanomalien

Bei Gravitationsanomalien handelt es sich um besondere „Kraftplätze", in welchen die Physik außer Kraft zu sein scheint. Eine Kugel rollt beispielsweise bergauf. Solche Kraftplätze können durchaus heilsame Wirkung haben bei kurzzeitigem Aufenthalt an diesen.

Grobstofflicher Körper

Alles ist Energie. Hat sich Energie bis auf ein gewisses Maß verdichtet, spreche ich von grobstofflich. Der feinstoffliche Energiekörper und der grobstoffliche Körper stehen immer in Verbindung miteinander.

Energetiker bzw. Geistheiler sehen daher den Menschen als Ganzes.

Guru

Geistiger Lehrer, welcher in seiner Entwicklung – seinem Bewusstsein – weit vorangeschritten ist. Nur ein von Gott selbst erleuchteter Guru ist imstande, den Sucher auf seiner inneren Reise zu leiten und göttliche Verwirklichung zu vermitteln. Der Guru erweckt den Guru des Suchenden.

HARA / Dantian – Lebenszentrum im Bauch (siehe Kapitel IV)

Menschen mit schwachem HARA haben eine ungenügende Widerstandskraft, können sich schlecht abgrenzen. Diesen fällt „nein" sagen, Selbstbestimmung, Selbstermächtigung schwer. Ein zu festes HARA steht für Unnachgiebigkeit, Starrsinn, Härte und schnell wütend sein. Die Selbstkontrolle fehlt.

Die HARA ist das Lebenszentrum und zeigt den Zustand der LebensKraft an.

Die HARA ist ein Ort der Kraft, des instinktiven Handelns, der Gelassenheit, die Basis, die uns mit der Existenz, mit Gott, verbindet.

Im Westen sprechen wir vom Bauchgefühl, Wut im Bauch, Schmetterlingen im Bauch...

Wissenschaftlich ist belegt, dass es rund um die Eingeweide über hundert Millionen Nervenzellen gibt. Das ist zum Vergleich mehr als im gesamten Rückenmark.

Die Zellbiologie hat festgestellt, dass die Ansammlung von Neuronen in Bezug auf Zelltypen, Rezeptoren und Botenstoffen unserem Großhirn gleich ist.

Es wurde festgestellt, dass die Verbindungen von Bauch zu Gehirn zum überwiegenden Teil (bis 90%) von unten nach oben verlaufen, was bedeutet, dass die wahre Steuerung mehr im Bauch liegt als im Kopf. Ich sehe den Kopf daher mehr als Umsetzungszentrale für die Motorik...

Informationsfeld, Blackbox (siehe Kapitel IV, Energiekörper)

Die Erfahrung zeigt uns, dass sich im Informationsfeld des Menschen, ohne dabei genau zu bestimmen was damit gemeint ist, Informationen speichern. Informationen wirken auf den gesamten Organismus, unabhängig davon, ob sie vorteilhaft oder unvorteilhaft für uns sind. Es geht also darum, unvorteilhafte wirkende gespeicherte Informationen aus dem System/Körper herauszunehmen, zu neutralisieren.

Großen Nutzen haben wir, wenn wir Gedankenhygiene praktizieren.

Im Informationsfeld ist ein Backup, der Bauplan von uns, gespeichert. Somit ist verständlich, wie es möglich ist, dass sich kaputte Zellverbände komplett regenerieren können, was von einigen als „Wunderheilung“ bezeichnet wird.

Inkarnation – Seelenpartner – Seelenfamilie

Mit Inkarnation bezeichne ich eine weitere Möglichkeit der Seele, in der physischen Welt Erfahrungen zu sammeln, in einem neuen physischen Körper. Dazu ist eine Wiedergeburt notwendig. Die Inkarnation endet mit dem körperlichen Tod. Das Leben und die Entwicklung gehen in der geistigen Welt nach dem körperlichen Tod weiter. Dieses Leben ist nur ein Teil der Entwicklung.

Die Seele sendet mehrere Seelenaspekte (Satelliten), um sich zu erfahren. Das bedeutet, dass zur selben Zeit zwei oder mehrere Menschen mit unterschiedlichen Seelenaspekten derselben Seele auf der Erde leben können.

Seelenpartner: Treffen wir auf so einen Menschen, spreche ich von einem Seelenpartner. Der Seelenpartner verfolgt ähnliche Interessen wie wir. Seelenpartner können einander gut gegenseitig unterstützen. Mehr aber nicht, da die Seelenpartner ähnlich sind. Oft höre ich: Ich wünsche mir meinen Seelenpartner als Ehefrau/Ehemann. Das halte ich für keine gute Idee, da so eine Beziehung nicht lange halten wird. Die Wahrscheinlichkeit, dass wir einen Seelenpartner treffen, ist sehr gering.

Seelenfamilie: Menschen, zu denen wir eine Beziehung haben, einen „Draht“ haben, gehören zu unserer Seelenfamilie. Unsere Verwandten, Freunde, gute Bekannte. Treffen wir auf solche Menschen, sollten wir den Kontakt pflegen.

Menschen mit welchen wir gesellschaftliche Höflichkeiten austauschen, Arbeitsinteressen teilen, beispielsweise in Firmen, gehören nicht zu unserer Seelenfamilie.

Verlieren wir Menschen aus unserer Seelenfamilie aus den Augen und treffen diese nach Jahren wieder, ist die Vertrautheit sofort wieder da. Du verhältst dich und sprichst mit Menschen aus deiner Seelenfamilie so, wie wenn es dein Bruder oder deine Schwester wäre.

Karma (siehe Kapitel I, Wünsche – Bitten)

In der göttlichen Ordnung ist vorgesehen, dass sich alles ausgleicht. Es ist ähnlich zu sehen wie ein Bonus-Malus System. Wenn du dir zum Beispiel Karma auflädst in Form eines Mordes, dann hat das in diesem oder einem der nächsten Leben eine Auswirkung auf dich. Karma unterliegt dem Gesetz von Aktion und Reaktion, Ursache und Wirkung. Jede Aktion, welche du setzt, hat eine Auswirkung auf dein Leben. Karma sollte auf keinen Fall unser Verhalten einschränken. Wenn du über die Stränge schlagen möchtest, dann tu das bitte. Du bist hier, um Erfahrungen zu sammeln. Sollte das „Malus-Punkte" bringen, dann brauchst du genau diese Erfahrung, um auf einer anderen Ebene weiterzukommen.

Wir dürfen die göttliche Ordnung nicht mit menschlichen Gesetzen und rationalem Denken in Verbindung bringen. Rational ist das alles nicht greifbar!

Als Karma wird auch die Auswertung des Fehlverhaltens, wie auch vorteilhaftes Verhalten einer Person (auch einer Gruppe oder eines Volkes = Gruppenkarma) in allen Inkarnationen, welches in irgendeiner Form wieder aufgelöst werden muss, bezeichnet.

Karma löst sich bereits durch die Umkehr unseres Verhaltens auf.

Oft genügt schon die Erkenntnis über das Verhalten, damit sich Karma auflöst.

Während des großen Transformations-Aufstiegs in die 5. Dimension wird sämtliches Karma der Aufsteigenden durch göttliche Gnade gelöscht. Siehe auch Kapitel IV, Aufstieg in die fünfte Dimension.

Kollektiv (siehe Kapitel I, Das Universum unterscheidet nicht zwischen gut und böse)

Alles ist mit allem verbunden. Das Denken der Menschheit ist miteinander verwoben. Wird eine Neuheit erfunden, wird es woanders fast zeitgleich auch erfunden. Liegt eine Lehrmeinung vor und wird diese über die Medien als wahr vermittelt, hat sich diese Lehrmeinung in das kollektive Bewusstsein der Menschen gespeichert. Dabei ist es ohne Bedeutung, ob es sich um Wahrheit oder Unsinn handelt.

Wird eine neue Wahrheit präsentiert, obgleich logisch und richtig, dauert es lange, bis diese neue Wahrheit die alte Wahrheit überschreibt. Somit wirkt das kollektive Bewusstsein als Bremse für Neuerungen, Fortschritt und Erkenntnisse. Umgekehrt ist es vorteilhaft, dass nicht jede ungeprüfte Neuerung sofort Auswirkung auf alles hat.

Geht es einer großen Anzahl von Menschen schlecht, sinkt das Schwingungsniveau des Kollektivs, was wiederum alle Menschen betrifft. Geht es allen Menschen gut, steigt das Schwingungsniveau.

Wir verbinden uns über unser Denken und unsere Worte mit den Kollektiven – Energiefeldern- und nähren diese mit unserer LebensKraft. Daher macht es Sinn, Gedankenhygiene zu praktizieren.

Kornkreise

sind verborgene Botschaften in Form von wunderschönen, unterschiedlichsten Zeichen in Kornfeldern. Kornkreise in Feldern werden vom Menschen als Kunstwerk erstellt. Kornkreise entstehen aber genauso in ganz kurzer Zeit ohne Menschenhand. Die meisten in England. Viele Zeugen bestätigen dieses Phänomen. Es hat sich ein Kornkreistourismus entwickelt. Kornkreise werden von der Luft aus fotografiert um die Geometrie am Computer nachzuvollziehen. Ist die Geometrie perfekt handelt es sich um einen Phänomenkornkreis. Menschen können am Boden über so eine große Fläche keine perfekte Geometrie erstellen. Die Halme sind nicht geknickt. Das Korn kann weiterwachsen und geerntet werden. Von Menschenhand erstellte Kornkreise sind die Halme zum Leid des Bauern geknickt. Legen wir uns in einen Kornkreis sprechen Zeugen von Wohltaten und Inspiration welche ihnen widerfährt. Das weltweit größte Kornkreismuseum befindet sich in Österreich in der nähe von Amstetten, A-3331 Kematen/Ybbs.

Körperaustritt (siehe Kapitel I)

Ist die Seele vom Körper getrennt, dennoch mit der energetischen sogenannten Silberschnur verbunden, spreche ich von einem Körperaustritt. (Traum – Träumen ist nicht gemeint.)

Lebensenergie, Chi, Prana, Ki

Für religiös ausgerichtete Menschen:
Spreche ich von Energie in jeglicher Form (Licht, Engel, Spirit, Seele,.,.), meine ich Energie, welche direkt mit der göttlichen Quelle in Verbindung steht.

Für naturwissenschaftlich ausgerichtete Menschen:
Spreche ich von Energie, meine ich Energie welche in China als Chi, in Indien als Prana, in Japan als Ki oder Qi... bezeichnet wird. Ich meine Lebensenergie in reinster Form.

Lebensenergie durchströmt den Menschen. Stockt, blockiert der Fluss, kann es zu Symptomatiken, Unwohlgefühlen, Müdigkeit, Burn Out... kommen.

Es stehen viele Möglichkeiten zur Verfügung, die Lebensenergie in Fluss zu halten.

Medizinisches Qi Gong, Tai Chi, Yoga, Sport, welcher mit Bewusstsein betrieben wird, Tanzen, Reiten...

Lichtarbeiter

Lichtarbeiter arbeiten mit göttlicher Energie als Medium. Die Intention einer Lichtsitzung ist, eine Öffnung, einen Zugang zu schaffen zur Lichtebene, zur Quelle allen Seins. Im ersten Schritt ist die Verbindung zu deiner eigenen Seele wichtig.

Lichtnahrungsprozess

Mit Lichtnahrungsprozess ist die Umstellung von grobstofflicher Nahrung in feinstoffliche Nahrung/Energie – Prana – gemeint. Hast du dich umgestellt - sensibilisiert, benötigst du kaum oder keine grobstoffliche Nahrung mehr. Dein Energieversorgungskonzept hat sich auf feinstoffliche Energie umgestellt.

Es ist ähnlich zu verstehen, wie wenn ein Auto von Benzin auf Gas oder Strom umgestellt wird. Voraussetzungen für solch eine Umstellung sind notwendig, ansonsten ist der Motor kaputt.

Aus physikalischer Sicht ist die Bezeichnung grobstofflich eine Verdichtung von feinstofflicher Materie. Wobei Materie immer feinstofflich zuordenbar ist, also eine Form von Energie darstellt.

Ich möchte vorausschicken, dass eine Ernährung über Prana nur für wenige Menschen gangbar und geeignet ist. Die Ernährung nur mittels Prana sagt wenig über Charakter, Lebenseinstellung oder sonstige Qualitäten des Menschen aus.

Es gibt keinen Prozess, kein Ritual oder eine andere Möglichkeit, mit welcher du eine Umstellung auf reine Prana – Lichtnahrung herbeiführen kannst. Du wirst von der geistigen Welt ausgesucht.

Die Sanften auf der Welt, welche ich kennen gelernt habe, ernähren sich grobstofflich. Die Sanften, welche nicht mehr unter uns weilen, haben sich Berichten zufolge auch grobstofflich ernährt. Lange Aufenthalte in kargen Gegenden lassen darauf schließen, dass sie sich vorübergehend von Prana ernährt haben.

„Prana-Ernährung ist keine Garantie, dass du noch göttlicher bist bzw. wirst, als du jetzt schon bist."

Die gesamte Thematik wird zu sehr auf Ernährung fokussiert. Die Thematisierung geht aus meiner Sicht am Wesentlichen vorbei!

Wir westlichen Menschen versuchen also wieder einmal eine schwarze Katze im dunklen, finsteren Keller mit einem Sack zu fangen, welche sich dort gar nicht aufhält. Und dann gibt es immer gleich ein paar Leute welche aufschreien: ja, ich hab sie!

Om

Om, wie auch Amen, ist ein Laut, welcher die Ausdrucksform des Göttlichen symbolisiert und uns mit dem Göttlichen verbindet. Im Johannesevangelium 1,1.3 wird beschrieben: Im Anfang war das Wort und das Wort war bei Gott und das Wort war Gott... Alle ist durch ihn (das Wort OM) entstanden...

Orbs

Orbs reagieren auf das Bewusstsein des/r FotografenIn, wenn dieser auf die fünfte Dimension (siehe Kapitel IV, Aufstieg in die fünfte Dimension) eingestimmt ist. Ist ihr Herz offen, sind sie für die Liebe zu allem was ist offen, können sie Orbs fotografieren. Probieren sie es aus. Stimmen sie sich ein, öffnen sie ihr

Herz, bitten hoch schwingende, lichte, geistige Wesen sich zu zeigen. Dann drücken sie den Auslöser ihrer Digitalkamera. Orbs erscheinen als Kreise und Wischer auf Digitalfotos. Die geistige Welt hat entschieden uns zu unterstützen indem sie sich als Orbs darstellen lässt. Ich fotografiere selber seit meiner Kindheit und kann sehr gut unterscheiden ob es sich um eine Lichtspiegelung oder einen oder mehrere Orbs handelt. Orbs sind Götterboten in Orbsform. Somit stellen Orbs einen klaren Beweis für die geistige Welt dar für Menschen welche Beweise benötigen.

Prana

bedeutet LebensKraft, Lebensenergie und ist mit dem chinesischen Wort Chi oder dem japanischen Wort Ki vergleichbar. In Europa spricht man von der Vis Vitalis. Prana wird als verdichtete Gedanken Gottes bezeichnet. Prana ist die Bausubstanz allen Lebens und erhält es.

Respekt

bedeutet für mich die Gefühle anderer zu achten.

Sadhu

Einen Wandermönch bezeichnet man in Indien als Sadhu.

Sannyasi

Der gebräuchliche Ausdruck für Mönch ist in Indien Sannyasi. (siehe auch unter Swami). Ein Sannyasi hat das Gelübde der Entsagung abgelegt.

Samadhi

ist die höchst Bewusstseinsebene bzw. Stufe in der Meditation/Yoga (Siehe im Glossar unter Yoga.)

Satan

Auf Hebräisch bedeutet das Wort „der Widersacher". Satan ist eine autarke universelle Kraft welche alles und jeden täuscht. Sie löst in uns ein ungeistiges Bewusstsein und Getrenntheit vom Göttlichen/Gott hervor. Energie folgt unserer Aufmerksamkeit. Es wird versucht, unsere Aufmerksamkeit vom Geist (immerwährend – unvergänglich – unwandelbar) auf die Materie, welche sich ständig im Wandel befindet und somit im Gegensatz zum Göttlichen steht, zu lenken. Erkennen wir hinter allem, was ist, den Geist/Gott, unterliegen wir nicht der Täuschung, der täuschenden Kraft welche auch als Maya bezeichnet wird.

Sanfte – Menschen mit ausgeprägten Fähigkeiten

Ich bezeichne damit Menschen, welche ihre Hellsinne ausgebildet haben und im Sinne der Schöpfung (Ordnung, Gott) handeln und leben. Menschen, welche eine starke und direkte Verbindung zu hoch schwingenden Wesen haben und mit dessen Qualitäten arbeiten zum Wohle aller. Die geistige Welt sucht solche Menschen aus, um über diese zu wirken. Die Geschichte zeigt uns, dass es die Saften in unserer Gesellschaft nicht leicht haben, obgleich sie nur zum Wohle der Menschen wirken.

Seele

Die Seele ist immaterieller Natur. Der feinstofflichste, lichteste, reinste, unsterbliche, vollkommenste Teil des Menschen, welcher den Menschen erst ausmacht. Die Seele ist ganz. Die Seele kann nicht erkranken! Mit Seelenschmerzen sind psychische Schmerzen gemeint oder etwas anderes. Die Seele kann immer als Backup-Programm in Anspruch genommen werden, um etwaige verlorene Daten zu ergänzen.

Stirbt der grobstoffliche Körper, lösen sich auch die Energiefeder (Aura) des Menschen auf. Alle Information und Erfahrungen bleiben als reines Bewusstsein erhalten.

Löst sich die Seele vom grobstofflichen Körper ab, spreche ich von einem Körperaustritt. Du erfährst dich als das, was wir sind, als Seele.

Die Seele hat die Eigenschaft, unerschöpflich zu schaffen. In der Seele steckt dein gesamtes Potential. Du bist Seele. Dein erster und wichtigster Ansprechpartner ist immer deine Seele. Die Seele ist mit allem verbunden und weise.

Silberschnur

Mit Silberschnur bezeichne ich die energetische Verbindung zwischen Seele und Körper, wenn sich der feinstoffliche Teil vom grobstofflichen getrennt hat. Sicherzustellen und zu achten ist, dass bei einem Körperaustritt diese energetische Verbindungsschnur stark und aufrecht ist. Ein Abreißen dieser Verbindung bedeutet den körperlichen Tod.

Spiegelgesetz

Unser nächstes Umfeld ist ein perfekter Spiegel für uns. Menschen in sich sind nie sympathisch oder unsympathisch, sie sind. Es sind vielmehr in uns selber Anteile, welche wir noch nicht liebevoll angenommen haben. In dem Moment, wo du in dir diesen Teil liebevoll, respektvoll annimmst, begegnest du immer mehr Menschen, welche du noch vor einiger Zeit als unsympathisch empfunden hast, zu denen du jetzt aber eine neutrale bis vielleicht sympathische Beziehung hast.

Wir lernen und wachsen über Lebensherausforderungen. Situationen werden uns im Leben immer wieder begegnen, bis wir diese aufgelöst haben, damit umzugehen gelernt haben.

Spiritualität

Spiritualität bedeutet lateinisch: spiritus = Geist, Hauch. Gemeint ist damit, sich für die geistige, feinstoffliche Welt zu interessieren, zu öffnen und mit dieser zu arbeiten. Den Spirit in uns kennenlernen, den Funken Gottes. Ja, wir sind göttlich von unserem Wesen her. Geben wir dem Göttlichen in uns Ausdruck in Form von: Meditation, Gebeten, Ritualen, Achtsamkeitsübungen, Medizinisches Qi Gong, Yoga, Musik, unserer Schöpferkraft.

So wie der Schöpfer selbst sind auch wir Schöpfer.

Umso mehr du den spirituellen Weg in dein Leben einbeziehst, umso effizienter wird deine Arbeit, dein Wirken, mit anderen Worten die Folge deines Tuns, deines Seins. Verleihe deiner Seele Ausdruck. Glückseligkeit wird sich immer mehr einstellen.

Spiritueller Heiler

Siehe Energetiker

Spiritual opening, Spirituelles Öffnen

Es wird eine Verbindung zwischen Gott, Seele und Geist geschaffen.

Ein Freischalten von „Schnittstellen“ (Computersprache) wird im Allgemeinen bezeichnet als:

„Spirituelles Öffnen“ oder „spiritual opening“

oder

Erwachen

oder

Aufstieg

oder

Erleuchtung

Dieser Vorgang benötigt Zeit. Mit einem einmaligen „spiritual opening“ ist es meist nicht getan.

Um ein „spiritual opening“ zu ermöglichen, ist eine innere, klare Bereitschaft zur Umsetzung im Leben notwendig.

Kurse, Seminare, Schulen, Akademien, Vorbereitungen zu besuchen für ein „spiritual opening“ ist sicher interessant und lehrreich aber für ein „spiritual opening“ unnötig. Du erhältst nichts bei einen „spiritual opening“, was du nicht schon hast.

„Spiritual opening“ sehe ich als Prozess von der Länge eines Augenblickes bis zu der Länge, wie du es im Inneren möchtest, zulässt und es für dich gut ist.

Vom einfachen Modem bis zur Highspeed-Internetverbindung, ist alles möglich. Ein Taschenlampenkupferdraht lässt Strom fließen und die Lampe leuchten. Eine Überlandstarkstromleitung lässt Strom fließen, eine Stadt erleuchten.

Es ist immer deine Entscheidung, was du möchtest, wie stark deine Verbindung ist und ob du diese pflegst. Wir sind unerschöpflich, mit einem unendlichen Potential zu schaffen, was sich in der Kunst, Musik, Architektur, Erfindungen... Ausdruck verleiht. Glaube im traditionellen religiösen Sinn ist nicht nötig. Einem Guru, Anführer zu folgen macht Sinn, wenn du selbst dieser bist. Ein Mentor unterstützt dich, deinen Guru in dir bewusst zu machen.

Sucht

Liegt eine Abhängigkeit von Substanzen zugrunde, spreche ich von einer Sucht.

Liegt eine Abhängigkeit von einem Verhalten zugrunde, spreche ich von einer Sucht.

Fettsucht, Magersucht... sind medizinische Begriffe.

Den Begriff Sucht bringe ich entgegen literarischen Definitionen mit dem Wort SUCHEN in Verbindung.

Das, was „gesucht" wird, wird in der grobstofflichen Welt nicht gefunden und durch etwas ersetzt. Handelt es sich bei dem Ersatz im weitesten Sinn um Drogen, schafft das körperliche Abhängigkeit und in der Folge körperliche Schäden – Tod.

Handelt es sich bei dem Ersatz um ein Verhalten, ohne dass Fremdsubstanzen zugeführt werden, beispielsweise extensive Meditation (es wird auf Nahrungsaufnahme vergessen), Schmerzen, Gefahren erleben im Grenzbereich, führt das ebenso zu körperlicher Schädigung.

Die Sucht kann sich auch auf ein Verhalten beziehen, welches den Menschen fit hält, aber dafür in große Gefahr bringt. Der Ersatz wird durch einen „Kick" ersetzt. Geschwindigkeitsrausch, überlanges Luft anhalten, den freien Fall spüren usw.

Ich habe bei Menschen erfahren dürfen:

Wird das „Fehlende" gefunden, erfahren, erlebt, bewusst über eine geistige Sitzung, verändert das bei Menschen das Suchtverhalten. Damit meine ich, sie greifen nicht mehr zu Drogen.

Diese Menschen gesunden überdurchschnittlich schnell, sind wie ausgewechselt. Gestern noch ein Junkie, heute ein Gesundheitsapostel, welcher alles klar erklären kann und darauf aufmerksam macht, wie ungesund dieses oder jenes ist. Sie möchten nicht mehr etwas Unvorteilhaftes an sich heran lassen. Sie sind sich bewusst, wer sie wirklich sind. Die Menschen stehen in Verbindung mit ihrer Seele und Gott.

Swami

ist ein hinduistischer religiöser Ehrentitel welcher angesehenen Männer verliehen wird, welche als Gelehrte tätig sind. Wird der Titel als Teil des Namens verwendet bezeichnet er einen Mönch. Die Bedeutung von Swami als Mönch ist heute sehr verbreitet. Wird ein Mann in Indien als Swami angesprochen, kann es auch sein, dass der betreffende kein Mönch ist.

Swami bedeutet: Herr, Meister. Der gebräuchliche Ausdruck für Mönch ist in Indien Sannyasi. (Siehe auch unter Sannyasi)

Telekinese

Mit dem Potential (Gedanken, Konzentration) des Mensches werden verschiedenste Gegenstände bewegt, ohne diese zu berühren.

Telepathie

Gedanken lesen/verstehen können bei anderen Menschen.

Teleportation

Es werden der eigene (physische) Körper oder Gegenstände an einen anderen Ort versetzt.

Transformieren – Materialisieren

Transformation ist die Wandlung von einer Form in eine andere Form. Siehe auch unter Feuer im Glossar.

Mit Transformation in spiritueller Hinsicht ist gemeint, dass beispielsweise Belastungen durch göttliche Boten-Engel oder Geiste Heilung aufgelöst werden.

Kondensiert Wasserdampf zu Wasser oder gefriert es in weiterer Folge zu Eis, könnte man das in weitesten Sinn als Transformationsprozess bezeichnen.

Wird feinstoffliche Energie (unvorteilhafte Energie) in grobstoffliche Energie/Materie gewandelt, spreche ich von einem Transformationsprozess bzw. einer Materialisierung.

Tyrannei

und Versklavung ist der Wunsch seinen Willen durchzusetzen ohne Berücksichtigung des anderen. Die Macht selbstsüchtig auszuüben. Diese Form der Kontrollausübung führt zu keinem nachhaltigen befriedigenden Ergebnis.

Wahrheit = was du für wahr hältst

GRUPPE 1: Wissenschaft: Die wissenschaftliche Wahrheit ist immer eine These! Die These bleibt so lange als Wahrheit aufrecht, bis sie von einer neuen These abgelöst wird.

Beispiel: Sagt die Wissenschaft: Alle Raben sind schwarz, stimmt das so lange, bis ein weißer Rabe gefunden wird. Ab dann gilt die neue These als Wahrheit.

GRUPPE 2: Absolute unverrückbare Wahrheit. Diese Wahrheit lasst euch bitte von Kirchenvertretern näherbringen.

GRUPPE 3: Wahr ist, was du für wahr hältst. Meine Wahrheit verändert sich anhand meines Bewusstseins. Hast du Zugriff auf einen Satelliten wird deine Wahrheit über die Erde und über Geschehnisse eine erweiterte sein. Beispiel: Ein Sonnenbad mit der Konstante 5 hat auf mich eine heilsame Wirkung, was meine Wahrheit ausmacht.

Ein Sonnenbad mit der Konstante 5 hat beispielsweise auf Menschen mit roten Haaren und Sommersprossen verheerende Auswirkungen wie Hautverbrennung. Hier von subjektiven oder objektiven Empfindungen (Wärme, Kälte, Licht, Farbempfindung) zu sprechen, halte ich für vermessen.

Die Wissenschaft sagt, dass wir nur zu einem geringen Prozentsatz über unsere Sinne (Augen) die Umwelt wahrnehmen. Der überwiegende Teil wird vom gespeicherten Fundus beigesteuert. Da bei jedem Menschen anhand von Erfahrungen unterschiedlichste Informationen gespeichert sind, lässt sich daraus ableiten, dass die Wahrheit für jeden Menschen etwas anderes sein muß. Oder anders ausgedrückt: Je nachdem, welche Sonnenbrille mit verschiedenen bunten Gläsern du aufsetzt, nimmst du deine Umwelt wahr. Die Welt durch eine rosarote Brille betrachtet, wird ein anderes Bild ergeben als im Vergleich...

Wahre Heilung

Drei Kriterien schaffen Gewissheit über eine echte Heilung:

1. Bewusstseinserweiterung
2. Das Ego wird kleiner, die Selbstsucht schrumpft
3. Liebe für andere entfaltet sich im Herzen

Wasserkristalle

Informationen (Bilder, Gedanken, Worte, Schall/Musik, Absichten... = Energie) verändern die Struktur von Wasser, welche gefroren in Wasserkristallen, sichtbar wird. Sind die Informationen vorteilhaft im Sinne der Schöpfung, dann bilden sich in Serie wunderbare ausgeprägte Kristalle aus. In den Kristallen sind mitunter auch die Botschaften in Bildform zu erkennen.

Die Lehre daraus: Wir bestehen zu über 70% aus Wasser, ein Kind oder Fötus noch viel mehr. So wie wir über uns oder andere Menschen sprechen, denken, reagiert unser System, reagieren unsere Zellen.

Unser System kann nicht unterscheiden, ob wir über uns oder andere Menschen gut oder schlecht sprechen.

In der Zellbiologie wurde dieselbe Erkenntnis bestätigt. Gedanken beeinflussen unsere Zellverbände. Wobei die Zelle nicht unterscheiden kann: Sind die Gedanken für uns bestimmt oder für wen anderen.

In alten Schriften wird es uns vermittelt. (Liebe deine Feinde...) Groll, Hass, Zorn, Fluche gegen deinen Feind treffen immer dich selber, deine Zellverbände! Ein Loslassen, Neutralisieren dieser unvorteilhaften Energie macht Sinn. (Siehe auch Kapitel II, Liebt eure Feinde)

Yoga

bedeutet Vereinigung, Einswerden der Seele mit dem Geist, dem Göttlichen, durch Meditationsmethoden.

Um die Vereinigung mit Gott zu erlangen gibt es 8 Stufen der Praxis. 1. sittliches - ethnisches Verhalten, 2. religiöse Gebote, 3. richtige Körperhaltung, 4. Energie aufnehmen und lenken, 5. Zurückziehen aus der grobstofflichen Welt, 6. Konzentration und Achtsamkeit, 7. Meditation, 8. übersinnliche Wahrnehmung, Vereinigung mit Gott.

Yogi

Ein Yoga Praktizierender. Jemand, welcher eine Methode (Technik) übt, um göttlicher Verwirklichung Ausdruck zu verleihen und sie zu erlangen. Diese Person kann verheiratet oder ledig sein, beruflichen/weltlichen Interessen nachgehen. In eine Religionsgemeinschaft konvertiert sein oder diese abgelegt haben.

Kolibri 360 GmbH
Ferdinand-Jühlke-Straße 7
99095 Erfurt, Deutschland
produktsicherheit@kolibri360.de